当医生成为病人

TWISTING FATE

[美] 帕梅拉·蒙斯特 **著**　　刘莹 **译**
（Pamela Munster）

四川人民出版社

图书在版编目（CIP）数据

当医生成为病人 / (美) 帕梅拉·蒙斯特著；刘莹
译. -- 成都：四川人民出版社, 2020.5
　　ISBN 978-7-220-11801-2

　　Ⅰ. ①当… Ⅱ. ①帕… ②刘… Ⅲ. ①乳腺癌 - 治疗
- 研究 Ⅳ. ① R737.905

中国版本图书馆 CIP 数据核字 (2020) 第 047303 号

Twisting Fate: My Journey with BRCA—From Breast Cancer Doctor to Patient and Back
Copyright © 2018 by Pamela N. Munster
Simplified Chinese Edition Copyright © 2020 by **Grand China Publishing House**
Originaliy published in the U.S. in 2018 by The Experiment,LLC. This edition published by
arrangement with The Experiment,LLC.
All rights reserved.

　　本书中文简体字版通过 **Grand China Publishing House**（中资出版社）授权四川人民出版社在中国
大陆地区出版并独家发行。未经出版者书面许可，本书的任何部分不得以任何方式抄袭、节录或翻印。

四川省版权局著作权登记［图进］21-2020-54

Dang Yisheng Chengwei Bingren

当医生成为病人

[美] 帕梅拉·蒙斯特 著

刘莹 译

执行策划	黄 河 桂 林
责任编辑	石 云
内文设计	汪勖辽
封面设计	蔡炎斌
责任校对	申婷婷
特约编辑	羊桓汶辛 张 帝
责任印制	汪勖辽
出版发行	四川人民出版社（成都槐树街 2 号）
网　　址	http://www.scpph.com
E-mail	sichuanrmcbs@sina.com
新浪微博	@ 四川人民出版社
发行部业务电话	（028）86259457　85259453
防盗版举报电话	（028）86259457
印　　刷	深圳市福圣印刷有限公司
成品尺寸	787mm × 1092mm 1/32
印　　张	10
字　　数	200 千字
版　　次	2020 年 5 月第一版
印　　次	2020 年 5 月第 1 次印刷
书　　号	978-7-220-11801-2
定　　价	59.80 元

■ 版权所有·侵权必究
本书若出现印装质量问题，请与我社发行部联系调换
电话：(028) 86259453

权威推荐

《出版人周刊》(*Publishers Weekly*) **星级评论**

非常引人入胜⋯⋯这本情节紧凑、内容丰富的回忆录以一位富有同情心的医生的独特视角，讲述了她一生都在治疗的疾病。

《多伦多星报》(*The Toronto Star*)

蒙斯特为乳腺癌的科学研究提供了良好的基础，以及她在这艰难的一年中和之前治疗过的患者的病例记录。这是一本对女性有价值的指南。

Bustle

一本充满力量和信息的回忆录。

悉达多·穆克吉（Siddhartha Mukherjee）

畅销书《众病之王：癌症传》（*The Emperor of All Maladies: A Biography of Cancer*）、**《基因传：众生之源》**（*The Gene: An Intimate History*）**作者**

笔力强劲、信息丰富、引人入胜。本书描述了帕梅拉·蒙斯特从医生变成病人的过程。在此过程中，我们了解了她所承受的遗传风险，并开始理解这种风险的含义。凭借毫不犹豫和见解独到的本能，蒙斯特处理了癌症和医学方面一些最棘手的问题：我们对遗传和风险的理解，围绕筛查和早期检测的争议和问题，以及患者陷入的充满不确定性的无边苦境，这里信息丰富，也许太过丰富了。

对于任何身患癌症，特别是乳腺癌的人来说，蒙斯特的阐述既具有强烈的个人意义，也具有深刻的普遍意义。我无法停止阅读这本重要且精美的书。

乔安妮·霍宁（Joanne Horning）

全球最大的乳腺癌治疗与研究组织苏珊科曼乳腺癌基金会旧金山湾区分会创始人

帕梅拉·蒙斯特博士写了一本鼓舞人心的书，是对她患乳腺癌经历的真实、感人和个人化的描述。这本书提供了每个面临乳腺癌的女性都需要的信息。她用充满知识和希望的语言表达自己的思想。一个关于勇气和个人胜利的感人故事。

马里萨·阿科切拉 (Marisa Acocella)

《纽约时报》（*New York Times*）**畅销书《安·特纳》**(*Ann Tenna*)

和《癌症病毒》（*Cancer Vixen*）**作者**

《当医生成为病人》毫不动摇地诚实地描述了乳腺癌医患双方的情况。帕梅拉·蒙斯特不仅是一名乳腺癌肿瘤学家，她还是一名乳腺癌幸存者。

她解释了她的医疗之旅，并透露了她的情感经历。作者怀着对人类精神的极大同情讲述了这个故事，这是一个女人为自己的生命而战，同时也为她的病人和亲人的生命而战的故事。

托马斯·A. 博克（Thomas A. Bock）

医学博士、HeritX 创始人兼 CEO

在《当医生成为病人》一书中，帕梅拉·蒙斯特分享了她对与 BRCA 基因相关的历程的深刻见解，这些历程跨越了几代人、众多的地点和科学门类，以及医学进步的时代。她同时作为病人和医生的独特视角使她能够深思熟虑地捕捉到 BRCA 基因突变多方面的、改变生活的影响，以及在面对一些最大的挑战时，许多人所表现出的平静的英雄主义。

这本书远远超越了反思和教育，它赋予人力量，是对乐观主义和个人进步的证明。本书是一个真正的资源，教你学会如何加强和保护你自己和你所爱的人，即使面临一些最大的挑战。

艾·库博（Ai Kubo）

凯撒医疗研究部研究科学家和癌症流行病学家

《当医生成为病人》是一本发人深省的、有教育意义的书籍。蒙斯特博士解释了 BRCA 基因检测的复杂问题，并提供了深思熟虑的理由说明为什么一个人可能想要（或不想要）进行这种检测。作为一名肿瘤学家和癌症患者，她用一种易于理解的方式回答了常见的问题，并从文献和她自己的实验室中收集新的研究证据。

这本书对女性和男性都很有用，无论其是否有癌症或已知的癌症风险。蒙斯特博士的故事既真实又感人，告诉我们在健康的时候热爱生活的重要性。

休·弗里德曼（Sue Friedman）

FORCE 创始人和执行董事、《对抗遗传性乳腺癌和卵巢癌》

（*Confronting Hereditary Breast and Ovarian Cancer*）**合著者**

BRCA 基因的发现，以及随后将基因检测和医学干预手段与临床实践相结合，确实起到了挽救生命的作用。在《当医生成为病人》一书中，帕梅拉·蒙斯特讲述了了解基因突变如何拯救了整个家庭。

CONTENTS

目　录

▶▶▶ **第 1 章　命运的雪崩**

"那你就去征服这个世界吧。但是要当心！" 　　　2

我怀疑自己得了乳腺癌 　　　5

她的肿瘤几乎和乳房一样大 　　　24

▶▶▶ **第 2 章　是否要失去女性特征？**

总是穿长袖衬衫的奶奶 　　　30

主治医生是我之前的实习生 　　　34

是切除肿瘤，还是切除整个乳房？ 　　　38

▶▶▶ **第 3 章　再造乳房**

选择整形医生就像为孩子选学校 　　　56

我只是患者中的一员 　　　60

我能搞定的——对吧？ 　　　72

1

第 4 章　做化疗前，先保留生育能力

26 岁的乳腺癌患者　　　　　　　　　　78
为了治病，你甘愿终身不孕吗？　　　　92
"要是你妻子的两只乳房都没了，你会怎么想？" 102

第 5 章　作为医生的"最后一天"

"联合国"家庭　　　　　　　　　　　108
你是给每个人都发了邀请吗？　　　　　110
这一切都值得吗，在我这个年纪？　　　114

第 6 章　再见，我的乳房

给乳房拍照留念　　　　　　　　　　　122
吊着盐水签文件　　　　　　　　　　　125
我没有勇气看我的胸口　　　　　　　　135

第 7 章　BRCA 基因突变：多癌症导火索

为什么偏偏是我？　　　　　　　　　　148
潜伏在我们体内的幽灵　　　　　　　　154
年轻女性风险更高　　　　　　　　　　167

第 8 章　那个幽灵也不会放过男性

演讲的观众　　　　　　　　　　182
乳腺癌不是女性的专利　　　　　189

第 9 章　手术台不是治疗的终点

是患者也是朋友　　　　　　　　198
医生没有资格痛苦?　　　　　　203
他又没陪你一起来吗?　　　　　211

第 10 章　家族基因: 诅咒还是解药?

"我还有别的选择吗?"　　　　　220
你怎么还没死?　　　　　　　　233

第 11 章　如何跟亲人说再见

共度最后的时光　　　　　　　　244
不要让"诚实"摧毁希望　　　　258
妈妈用生命教会我们的东西　　　267

第 12 章　不受欢迎的馈赠

没人在听医生说什么　　　　　　　　274

希望的裂缝　　　　　　　　　　　　280

书写未来的家族传说　　　　　　　　290

后记　谁知道接下来会发生什么?　　301

致谢　　305

CHAPTER 1

第1章
命运的雪崩

TWISTING FATE

"那你就去征服这个世界吧。但是要当心！"

在 20 岁生日前夕，我回到家乡——瑞士的维尔特斯（Vilters）过狂欢节。整个村庄的人都出来庆祝这个大斋节前的节日，大家一直狂欢到第二天凌晨。那段时间我正处于人生得意的阶段：我在伯尔尼（Berne）的一所大学的医学院读大一，我们学校历史系有个特别有魅力的副教授，我暗恋他一年多以后，终于成功等到了他的邀约。

狂欢节那天晚上我和高中同学不停地跳舞，第二天一早也没休息就又去滑雪了。到了第二天傍晚，我实在太累了，想快点回家。所以我不想再坐敞车回车站，而是打算抄近路，直接滑雪越过一个峡谷的峰顶回家。我当时应该也非常清楚，沿着山脊从一座山峰滑到另一座山峰是非常危险的，但是我自认为滑雪技术无人能及，而且我也曾多次这样做过。

可就在半路，我引发了雪崩，直接和一大片雪体一起跌下 1000 英尺[1]。尽管如此，我还是尽力让自己浮在雪面上，最终停在了另一座山峰的峰顶。我回头俯视，那片雪体又下坠了 1000 英尺。

坐在那里，雪已经没到我的胸口。环顾四周，我的第一反应是惊慌失措。我回头仰望刚才的山峰，才发现它异常陡峭。我在滑雪队接受过多年的专业训练，我知道我若是沿着刚才发生雪崩的地方返回，势必会引发第二次雪崩。想到这里，我更恐慌了。可就在这时候，我突然感到一种莫名的镇静。我不会有事的，我还没到死的时候，我一直这样对自己说。我努力了那么久，终于等到了心上人的邀约，我不可能就这么轻易死去。

我小心翼翼地从雪堆里站起来，一点一点地在被厚雪覆盖的山上往上爬，就这样爬了大概好几个小时。刚爬到半山腰，我就精疲力竭了。就在我要放弃的时候，天赐良机，一个滑雪缆车的操作工来到这片雪场，他正准备趁下班前享受几缕最后的阳光。沿着这道雪地里的深沟，他看到我正在费力往上爬。他立刻叫来一名滑雪巡逻队的队员一起救我。他们又稳又轻柔地把我固定在一根安全绳上，然后安慰我不要看耸立在头顶的雪坡，而是看着自己的双脚，一步一步往山顶爬。终于，我们

---

① 1 英尺约等于 0.3 米——编者注（如无特别说明，本书注释均为编者注）。

来到滑雪巡逻站后面，看到他停在那儿的雪地摩托车。随后他们把我安全地送到了山的另一侧。

一回到家，妈妈为我做了杯热巧克力，并生火为我取暖。我躺在沙发上，觉得既疲惫又惊魂未定。就在这时，爸爸打来电话，问为什么没有在狂欢节上看到我。此时的我已经没有心情再去跳舞了，但是也没提自己的恐怖经历，只是含糊地说了些自己很累之类的话。几小时后，爸爸怒气冲冲地回来了——我已经成了整个镇子的话柄，大家都在说我是何等鲁莽轻率：滑过一块雪崩地带，最终靠缆车操作工施救才捡回一条命。

第二天早上我起来后看到他坐在餐桌旁，很明显，他的气还没消。

"从小您就教育我要敢于冒险，无所畏惧。"我大胆地说道。

他一动不动，端详了我很长一段时间。终于，他开口了，语气里既有一丝丝后怕，又有一种掩饰不住的自豪："那你就去征服这个世界吧。但是要当心！"

我给了他一个大大的拥抱，笑着看着他，我又恢复了自信。两周后，我主动约了那个我心仪的教授，并不断向自己灌输要坚持下去的信心。

那时我意识到，最恐怖的事情发生后，很多时候会有好事来临。我至今仍持有这种生活观，并靠着这种信念成立了自己的研究中心，致力于乳腺癌基因突变研究与遗传性肿瘤研究。

但是我有点得意忘形了……

我怀疑自己得了乳腺癌

28 年后，我离开了自己的祖国，也离开了那位教授，来到美国，在医学研究领域开创了新事业。有次周末，我去蒙大拿州滑雪。我坐在热水浴池里，沐浴着山上的阳光。当时我正和我的女性朋友们讨论 50 岁时一起去阿拉斯加的计划。突然，我大脑中滑过一个不祥的预感：要是两年后我不在了怎么办？这种想法根本不是我的风格。我很快就把它抛之脑后，专心欣赏周围的风景。那个时刻，我想到能在这广袤的雪山里度假，有着美满的家庭、交心的朋友，以及蒸蒸日上的事业，生活于我而言似乎是完美的。可是一回到旧金山，那种不安感又回来了。

那个周一，我走进自己位于加利福尼亚大学（University of California）的门诊。护理医师塔拉（Tara）向我打招呼，她还没来得及交给我当天的日程安排，我就匆忙打断她说："请帮我预约一次筛查性乳腺 X 光检查（Screening Mammogram）。"

她明显感到很吃惊，问道："为什么？你一向不会让像你这样岁数的人做乳腺 X 光检查的呀，尤其是没有家族遗传史的人。"她说得对。我们曾经针对不断变化的乳腺 X 光检查规范讨论了很长时间，最终达成一项共识：不对 50 岁以下的女性做乳腺 X 光检查。这也是我为什么连续 7 年都没做乳腺 X 光检查的原因。

"嗯，我就是觉得应该做一次乳腺 X 光检查，所以请在我改变主意之前帮我预约。"我耸耸肩说道。

塔拉瞪着我，点点头，脸上闪过一丝困惑。我能听到她轻声嘟囔了一声"随便"，还翻了个白眼。我无法解释为什么要违反自己制定的不给 50 岁以下的女性做 X 光检查的规定。是直觉吗？不管怎么说，的确是某种微妙的直觉让我做了这个决定。虽然我是个科学家，但我一直都尊重自己的直觉，而科学家的身份更让我意识到总有一些事情是科学无法解释的。

塔拉打断了我的思绪，她还是不肯放过这个话题："我们讨论了那么久，好不容易才定下这个规矩，难道你现在想重新讨论一遍吗，还是说这只是对你的一次破例？"她是真的很想知道为什么。

"不，我只是觉得我现在应该做个乳腺 X 光检查。"我重复了一遍自己刚才的回答，没有做进一步解释。紧接着，我开始看下一个病人的病历表，精力都集中在我接下来要面诊的病人身上。

塔拉若有所思地看着我，然后说了句让我感到意外的话："我会马上为你安排检查。你的直觉总是对的。"

当然，我是在有需要的时候才会要求做乳腺 X 光检查。乳腺 X 光检查就是给乳房拍 X 光片。这是一项既快速又相对便宜的检查。只是近年来对于在什么情况下医生才应该认为有需要或建议做乳腺 X 光检查，大家说法不一，有很大的争议。

肿瘤专家和主流的乳腺癌学会，包括美国癌症学会（American Cancer Society，简称 ACS）、美国放射学会（American College of Radiology，简称 ACR）、美国临床肿瘤学会（American Society of Clinical Oncology，简称 ASCO）和美国预防服务工作组会（US Preventive Services Task Force，简称 USPSTF）会定期就这一话题举行激烈的辩论，但是这些辩论总是以更大的分歧结束：大家只是就哪些人该做乳腺 X 光检查、检查频率，以及何时开始和结束这项检查等问题做了更深入、更对立的建议。媒体上也有越来越多声称乳腺 X 光检查对人体有害的言论，这让医生和病人都陷入一个困境，不知道什么才是进行乳腺癌筛查的最好的手段。

这些针对筛查性乳腺 X 光检查的讨论都是围绕一个基本问题展开的：常规的筛查真的能拯救生命吗？这个问题的答案比较复杂：能救命，但这仅仅是对于一部分女性来说的，并非对所有人都是这样。

辩论也在此更加深入：常规乳腺 X 光检查在降低乳腺癌的

死亡率和国民的总死亡率方面效果到底如何？ X 光检查本身会不会有可能对人的身体和心理造成伤害？

乳腺 X 光检查应该不会对人的身体造成实质性伤害，因为 X 光检查的辐射剂量很小，就是在拍片的时候可能会有些不舒服。可是，如果经 X 光检查后被误诊为癌症，那会让病人产生恐慌，并会导致更多不必要的乳房成像和乳房活检（Breast Biopsies）。

乳腺 X 光检查是我们最常用的乳腺癌筛查工具。第一例乳腺影像出现于 100 多年前。对于没有疑似肿瘤、肿块，乳房或乳头没有发生什么变化的女性来说，做乳腺 X 光检查的目的就是进行乳腺癌筛查，并检查是否有可疑的乳房组织病变。

做了乳腺 X 光检查后，所有人都会拿到一套 X 光片，这套片子只有受过专业训练的放射科医师能看懂。放射科医师看完 X 光片后会在检查报告上打分，评分参照标准是 BI-RADS（乳腺影像报告和数据系统）体系，最大值是 6 分，1～3 分表示正常，4～5 分表示有疑似肿瘤，6 分代表很有可能是乳腺癌。

常规的乳腺 X 光检查基于一个前提：乳腺 X 光检查很可能不会显示任何异常，放射科医师也只是笼统地检查整个乳房区域，而不会仔细检查某个特定区域。如果放射科医师有一份被检查者之前的乳腺 X 光检查报告来进行比较，他会看到某些部位是否发生了变化，这样检查的准确度也有所提高。

大部分情况下，放射科医师不会发现什么异常，他们会在报告中打 1 ～ 3 分，然后接受检查的那位女性就会收到一封邮件，通知她的乳腺 X 光检查结果正常，一两年后再去复查。如果放射科医师发现有疑似癌变的地方，或把握不准的地方，病人就会接到电话，请她回医院做进一步检查。

这听起来像是个很直接的体系，对所有女性都简单适用。所以为什么不让每个女性都做乳腺 X 光检查呢？可惜的是，目前医疗界只明确推荐 50 ～ 75 岁之间的女性做常规乳腺 X 光检查（每年一次或两次）。对于非常年轻或年纪更大的女性，是否要做这项检查，医学界充满争议。有好几个理由不建议 50 岁以下的女性做乳腺 X 光检查。

理想情况下，最完美的癌症筛查工具能百分之百确定一旦发现某些异常，那就一定是癌症，也能百分之百确定如果没发现任何异常，那就是没有癌症。

可是，像大部分检查一样，乳腺 X 光检查不是完美的。检查出癌症的准确度取决于放射科医师识别乳房内部可疑病变的水平和经验，以及患癌区域是否明显区别于健康的组织。综合考虑这些因素，很多大型研究都表明乳腺 X 光检查检测出癌症的准确率只有 84%。实际上这就意味着不是每个乳腺 X 光检查结果异常的女性都患有乳腺癌，很多情况下她们只是需要回到医院做更多检查。有一项专门的研究，目标对象是 40 多万名接受乳腺 X 光检查的女性，研究发现在 40～49 岁这一区间内，1000 位女性中有 112 人的检查结果异常，但之后重新做一次乳腺 X 光检查或者经乳房活检后发现并不是乳腺癌。

相比之下，在 70 岁以上的区间内，1000 人中有 70 人出现假阳性的检查结果。这种检测在年纪更大的女性身上更准确，是因为她们的脂肪组织更多，乳腺导管更少，而且一般来说，乳腺癌发生在年长女性身上的几率更大。

但是乳腺 X 光检查结果正常也不一定就代表没患乳腺癌。刚才提到的那项研究就表明，在所有年龄阶段，每 1000 份乳腺 X 光检查报告中就有一例真正的乳腺癌被遗漏。考虑到每年有那么多人做乳腺 X 光检查，肯定会有很多人因为假阳性结果而不得不做更多的检查，也会有很多人因为假阴性结果而没能及时发现乳腺癌。

那么我们为什么不使用更先进的技术比如磁共振成像（MRI）来对年轻女性进行乳腺癌筛查呢？不同于乳腺 X 光检查使用的 X 射线，磁共振成像使用的是一种强磁场。它比乳腺 X 光检查能显示出更多的细节。但是，它会检查更多的区域，也会发现更多的可疑变化，因而会导致更多的假阳性结果。假阳性结果又会导致更多的检查和乳房活检，而这一切无非是证明患者并未患癌症。

因此最新的指导方针一致建议 50 ～ 74 岁的女性每年或每两年做一次常规的乳腺 X 光检查。对于低于 50 岁的人群，一部分权威机构是反对她们做乳腺 X 光检查的，或者至少同时提醒医患双方有可能会出现假阳性结果。对于 75 岁及以上的女性，则建议综合考虑其他因素和患者的整体健康水平。

这些指导方针只适用于有一般风险的女性。对于有乳腺癌高风险的女性，磁共振成像和乳腺 X 光检查建议都做，而且很早就要开始做，通常是在 30 岁之前就要开始做这些检查。

当我要求给自己做乳腺 X 光检查时，因为我属于低风险人群，因此适用于更宽泛的指导方针——"50 岁之前没必要做乳腺癌筛查"。按这些指导方针的话，我应该再等几年，等自己50 岁以后再做筛查。我上一次做乳腺 X 光检查已经是 7 年前了，那是我女儿出生后不久，我在佛罗里达州的产科医生要求我做的。但现在，我的直觉告诉我，我应该做乳腺 X 光检查。

几天后我去做了乳腺 X 光检查。到了下一个周五，我已经完全忘了这个冲动性的决定。那个周末，我去外地参加一个医学会议。当时我给自己倒了一杯咖啡，正和同事讨论一个新的研究项目，那是个对一种有望治愈晚期乳腺癌的药物进行检测的项目。我至今仍记得当时的兴奋状态。那天上午我和以往一样——忙碌、紧张、干劲十足。

就在我准备回到会议室听下一个有关新的调研数据的报告时，我的手机振动了。我本来不想接这个电话，但一看来电显示是学校的放射科。放射科工作人员直接给我打电话的唯一原因就是病人的检查结果"不容乐观"。如今，这种电话肯定是要告诉你坏消息的。好消息都是通过邮件传达的。我感到一阵悲哀，回顾了一下近期都看过哪些病人，猜测着我接下来不得不把这个坏消息告诉哪位病人。尽管我从事癌症治疗已有20年，但打这种电话时仍然感觉像是处于现实版的"饥饿游戏"。

电话那端的声音听上去轻松又乐观。她告诉我 3 月 15 日的那次乳腺 X 光检查发现了 5 处小异常，可能也没什么问题。我需要做的就是继续跟进。

我有些心烦意乱，问她这是哪个病人的检查结果。她停顿了一下，然后说道："帕梅拉，你刚才没听到我说吗？这是你前几天做的乳腺 X 光检查。我们建议你再做一次诊断性的乳腺 X 光检查。"

我怔住了。回想一下，电话刚接通时，她没像往常那样开头："嗨，蒙斯特医生，我打电话是告诉你……的 CT 或 PET（正电子发射体层成像）结果。"她直接叫了我的名字，就像我给我的病人打电话告诉他们检查结果时那样。

我的内心感到一阵刺痛，她的电话原来是为我而打来的。我的乳腺 X 光检查结果不正常。

电话那头的声音说："请打电话联系我们办公室预约下次的乳腺 X 光检查，别忘了带着你之前的检查结果好让我们进行对比。我们想了解我们检查发现的情况是否之前就存在，这对我们做出判断是有好处的。"

那天是周五，我要等到下个周一才能回到门诊。要做进一步的检查和诊断还有挺长一段时间，所以我先给位于坦帕市（Tampa）的莫菲特癌症研究中心（Moffitt Cancer Center）的放射科打了个电话，我在这个中心工作过，这儿也是我之前的医疗服务提供商。我的一个前同事，也是我的朋友，接到电话后立刻去查我之前的乳腺 X 光检查结果。她告诉我，我 7 年前的检查结果显示正常，没有什么可疑病变部位。但考虑到我现在的年龄，那些以前的结果也说明不了什么问题。

我曾经给病人打过很多这样的电话。通常我会用一种放松的、积极的语气，以降低这些消息对病人的打击，尽管我心里十分清楚这种电话从来都不会真正让人安心。很长时间以来，我都对病人经历的过山车式的情感变化感同身受，从得知消息到花好多天时间等诊断结果或进一步的检查，这中间要经历太多煎熬。我总是尽最大努力做到足够敏感并理解病人等待的煎熬，可是医生总是太忙了，很多时候我们并不能将结果第一时间告知病人。

此时，我努力尝试换位思考，好好消化刚才听到的话。这意味着我得了乳腺癌吗？我是治疗乳腺癌的呀，不应该是我得这个病啊。讽刺的是，和所有医科学生一样，我设想过自己可能会得的各种病，乳腺癌从来不在其中。

那个周五上午，我脑中的"医生"角色很确信自己被诊断为乳腺癌的可能性非常小——所有的数据都对我非常有利。我不停地告诉自己这一点以及所有其他的积极暗示：我的乳房没有肿块，我也知道该怎么做全面体检。我很瘦，体格也健壮，我不喝酒，也从不吃含激素的保健品。我曾三次有孕。所有和乳腺癌相关的风险因素，我一个也没有。

可是这最后一点触发了我脑中的"病人"部分，我的情绪过山车开始了。好吧，我的确是30岁以后才生的第一个孩子，那是个风险因素。而且我平时对糖的摄入量也很大。糖，至少在大鼠身上，是很多疾病（包括癌症）的风险因素。我开始在脑海中一遍又一遍地重复这些额外的事实——我的乳腺组织密度大，所以乳腺X光检查很可能发现不了癌症——7年前的乳腺 X 光检查可能发现不了肿块。但另一方面，我自己并没有摸到肿块，所以最坏的情况是，即使有肿瘤也只会是很小的肿瘤。回忆我看过的病人，其中又有多少人是身上摸不到肿块却有大肿瘤的呢？我撇开这个想法，努力安慰自己说：在我这个年纪，出现假阳性结果的概率很高，所以这个结果很可能毫无意义。这就是刚才打电话的那位工作人员说让我做进一步检查的真正意思。最好还是谨慎点，这是常规流程。

我得乳腺癌的几率的确很小，但人的感情是不相信冷冰冰的概率的。我们只会想象最坏的情况。就像那天在山上，我突然变得焦虑起来。当然不可否认，的确有少数十分淡定的人，他们能够做到不去担忧，直到糟糕的事实被证实。可是我不属于那类人，那也不是我的本性。现实情况对我的情绪影响很大——我每周都会遇到乳腺癌扩散到其他器官的病人。很多年轻女性都死于这种癌症。

无论多么努力地安慰自己，我仍然战胜不了自己悲观的想法。我内心很挣扎，一方面我深深地认定自己的情况很糟糕，另一方面靠数据说话的"医生"角色告诉我不要担心，我得乳腺癌的几率很小。但是检查结果上出现的绝不是简单的"小异常"，要不然不可能有 5 处！

接下来的那个周末过得尤为漫长，我要做一个更复杂的乳腺 X 光检查来确定到底是怎么回事。在情绪积极的时候，我会告诉自己，在与我同龄的女性中，1000 个乳腺 X 光检查结果为不正常的人中有 112 个最终被确认没有得癌症。

我周一早上做的第一件事，就是直接走到放射科预约一次更全面的诊断性乳腺 X 光检查。因为之前那次是塔拉帮我预约的，所以我打电话让她再预约一次加急的诊断性乳腺 X 光检查，这也是在医疗机构工作的好处。

幸运的是，那天早上放射科正好有号可以给我做检查，或者他们就是为我单加的号以便减轻我的顾虑。现在回想起来，我当时忧虑的表情一定和平时形成了强烈反差，以往我都是以医生的身份过来，与他们轻松地讨论别人的检查结果。

检查过程很快也很专业，只有几分钟。放射技师是一位来自俄罗斯的可爱女士，她知道我曾给无数病人开过这样的检查单，所以她尽可能地谨慎。我们随意地聊着天，提到不管医生在检查时多么轻柔，病人总是惧怕乳腺 X 光检查，她们惧怕这过程中的疼痛、不舒服甚至是羞耻感。说着说着我们俩都紧张地笑了，对话中充满了黑色幽默。

检查结束后，她让我等结果。这么多年来我已经向病人传达了好多坏消息。医生在告诉病人坏消息方面受过最好的专业训练，学过的每种方式我都尝试过了——随意型、积极乐观型、忧伤型，或者陈述事实型。向病人传达好消息有上千种简单的方式，但是传达坏消息时不论哪种方式都极其困难。我讨厌通过打电话的方式告诉病人坏消息，因此经常请病人过来当面谈。我知道现在至少对我来说，地点并不重要，只要尽快让我知道结果就行。

一个通常周一并不在科里的放射科医师在一个小候诊室见了我。她做了自我介绍。她是奥莱尔登（O'Riordan）医生，我们之前没见过。我当时想了下，我应该多跟自己的同事熟悉熟悉，但那一天所有的事都像浮光掠影。她说的话里我能记住的就是有几处看起来"有点不正常"。然后她建议我和她一起过去看我的乳腺影像。有几个地方出现了微钙化，即微小的钙沉积，这些在乳腺 X 光片中看起来就是白色的斑点，可能就是癌症的标志。她又看了一遍我的乳腺 X 光片，开了个乳腺 B 超的检查单。她说单看乳腺 X 光片她不能肯定。

然而奥莱尔登没有建议我做更精细也更耗时的乳腺磁共振成像，因为我不属于"高风险人群"。B 超就像一艘船的声呐，它利用声波来检测乳腺 X 光可能检测不出来的肿块和淋巴结。这是另外一项快速简单的检查。我一动不动地躺在检测台上，放射科医生拿着探测手柄，仔细检查我的乳房和腋窝处是否有肿块。我一会儿看看屏幕上的图像，一会儿看着她脸上的表情。仔细研究了几分钟 B 超图后，她确定地说道："B 超上看不到明显的异常区域，腋下淋巴结也没有变大。"

我长长地舒了口气，因为就算我得了癌症，至少还没扩散，也没有大的肿瘤。

"但是乳腺 X 光检查显示的不正常是怎么回事？"我问道，"那是出错了吗？"

"不是。"她说道。她神色严峻，直直地看着我。

乳腺 X 光检查结果确实不正常，她也没有"太担忧"，但"只是保险起见"，她想让我"再做个检查，做个更能定性的检查"。唉，这是经验丰富的医生都会说的套话。作为一名医生，我深知无声语言在沟通交流中的价值。我研究了下她的表情。不同于她说的话，她的眼神里夹杂着担忧、同情和支持。她试图掩饰这些感情，表现得轻松点，但这些没逃过我的眼睛。她只是在努力按照当初培训时教的那样做。行医这么多年，我早就明白，没有几个医生能真正掩饰自己的忧虑。至于我，我永远都做不到这一点，因为我不会摆扑克脸。

我非常清楚这个医生复杂眼神的含义，我也知道她想让我做什么检查——在病变部位取样，然后置于显微镜下观察，即立体定向活检（Stereotactic Biopsy）。

"能现在就做吗？"我问道。

她点点头。还没表示同意，我就本能地将双臂交叉抱在胸前。

我开出过数百张肿瘤活检的检查单。只需敲几下键盘，输入我的电子签名就可以了。可是随着我了解得越来越多，我知道亲自接受这项检查跟给别人开检查单完全不同。根据肿瘤位置、大小、数量、医疗条件或医生偏好，有三种主要的活检类型：细针抽吸活检（Fine-needle Aspiration Biopsy，用一根细针吸出一些组织细胞）、空芯针穿刺活检（Core-needle Biopsy，取出条状标本）和手术切除活检（Surgical Biopsy），即大家熟知的乳房肿瘤切除（Lumpectomy）或开放性活检（直接切除肿瘤）。我要做的是空芯针穿刺活检，而且要做 12 次穿刺。

做穿刺活检时，我穿着胸前敞开的手术服躺在手术台上，感到万分无助。放射科医生给我注射利多卡因（Lidocaine）对我的皮肤进行麻醉时，我看到了器械托盘和取芯器，那是个大的金属针里面套着一个小的斜面针。外面的针有 4 英寸[①]长，直径差不多相当于星巴克的咖啡吸管。不过不同于吸管的绿色，这种取芯器的颜色是一种暗淡的金属灰。每次里面的小针射出来扎入人身体时，都会发出咔嗒或噼啪声，就像一个弹丸枪。

---

① 1 英寸 ≈2.54 厘米。

一想到这个装置进入我胸部的场景，我就感到一阵阵恶心。

医生用手术刀在我胸部划开一个小口后，就轻轻地把取芯器放入我的胸内很深的、离心脏很近的地方。

我试着不去看。感觉就像经历了漫长的一个世纪那样，她终于告诉我找到了目标区域（即可能的肿瘤组织），然后她按了一下按钮。咔嗒一声，活检穿刺针弹了出来，然后从我体内取出了一块大约半英寸长的组织。拖着这些组织，小针缩回到大针里面，医生把取芯器拔了出来。

那一刻我意识到，唯一一件比解读空芯针穿刺活检报告更恐怖的事情就是做这种活检。

第一次穿刺结束后，还有 11 次——是的，那种像枪声的咔嗒声响了 12 次后我的检查才结束。一次次的穿刺取样让我感觉越来越差。我脑中闪过好多东西，都是我以前根本想象不到的夸张的场景。要是这个医生弄错了方向，这针插到我心脏上怎么办？可能这种事不会发生，但有没有可能这么大的一根针会碰到一根大血管或者伤到某条神经？

这些年我在把病人送去做活检前给她们做的思想准备工作是有多差劲，我只是告诉她们一些数据和解剖学术语，而不是如实地告诉她们："乳房活检不是小事。真的挺疼的。"

从统计学角度来说，这种活检很少会引发严重的并发症，但经常会引起出血和淤青。我再次试图用数据宽慰自己，这是一个职业习惯，或许更多的是给我一个精神支撑——5%的并发症发生率意味着 100 个病人中有 95 个是完全没事的。

但是随着医生把取芯器置入我胸内，我又紧张起来。我深吸一口气，把注意力集中在头顶的一块天花吊顶板上，随后又把注意力转到刺眼的灯上。我的目光不断地搜寻可以减轻我焦虑的东西。毕竟我在这个医院工作，不想被大家笑话。作为一名医生，即使面对很大压力，我也要保持镇静，头脑清醒。我为什么不带个人过来陪我呢，朋友或者丈夫？那可能会有所帮助。不，我来这儿时心中坚信自己所向无敌。

回顾当时的活检，在第 9 次取样之前其实都不是真正的疼（对，我当时是在心里计着数的）。但第 9 次就感觉完全不同了。实际上那次有点疼。咔嗒声响后，我看那医生的表情就知道，她发现了，针可能碰到了某处血管，在那么深的地方取乳房组织发生这种事很常见。那处小切口开始流血，所以她用手指使劲按住我的右乳来止血，同时目光看向别处。我再次真切地体会到病人是怎样试图从医生的每个表情中寻求安慰的心情，即使他们并不能看到医生的脸。按压完以后，她又进行了 3 次穿刺取样，之后又使劲按压了一阵我的胸部。她碰到了一处血管，实际上并不是她的错，她花了一个多小时才给我止住血。这一过程极大地延长了我的痛苦。我开始意识到我可能真的得了癌症。

我陷入无助的恐惧中，我想到我的孩子们。他们还那么小，我要是死了他们该怎么办？他们能足够独立吗？他们以后的路该怎么走？我的丈夫能应对这一切吗？我有多少次对他们的需求心不在焉或视而不见？在那一瞬间，我那份无往不胜的勇气与信心被击得粉碎，我开始理解人生中最可怕的事和最幸福的事。我想了好多死前要完成的事情。从接到那通电话到现在，这是我第一次感到泪水浸润了双眼。

我平躺在手术台上，沉浸在自己的思绪中。那个意志坚定的女医生一边用左手的食指、中指、无名指同时按压我的胸部，一边用右手开检查单，好让病理医师检测我的乳腺组织样本。在此期间，我的那 12 份乳腺组织样本已被送去做 X 光检查，以确定那些可疑的钙化区域就在取出的这些样本里。塔拉来到手术室看了看我。看到医生还没做完穿刺取样，她又出去了，告诉我她会在走廊等我。

几分钟后，检测人员证实了医生想取的发生微钙化的组织的确存在于样本中。接下来要处理这些乳腺组织样本了：放在福尔马林中保存，然后切成薄片，放在载玻片上，置于显微镜下观察。我要做的就是等病理医师仔细检查所有的组织细胞来确定到底是不是癌症，如果是的话，还要确定是什么类型的癌症，癌变范围有多大，浸润性[①]有多强。通常这个过程要花费一周甚至更长的时间。收拾完所有工具和样本后，大家都离开了。出血终于止住了，我也可以离开了。

因为我一开始就没打算离开医院，所以也没有准备取消下午的门诊，而且下午的门诊都约满了，我整个下午都要在放射科隔壁的诊室看病人。很快就要到第一个号了，预约的时间是12:30。我的传呼机准时响起，这说明我的第一个病人已经到了。我立刻回归另外一个身份：医生。

我的乳房这里一阵阵疼痛袭来，很快就产生了一块瘀斑。我在衬衫里面放了个冰袋，然后走向诊室去看病人。我走过去的时候，塔拉正站在走廊等着我。她给了我一个鼓励的微笑。我的胸口开始疼，不知道自己能不能看那么多的病人。

塔拉的声音打断了我的思绪："你会没事的。乳腺内没发现大肿瘤，腋下也没有肿块。你想回家吗？"

我深深地吸了口气，挺直了肩膀，摇头说："不想。我觉得我能搞定这一切！"

她同情地看着我，眼神里充满理解，说道："那好，言归正传。走吧，第一位病人已经到了。"

[①]浸润性指肿瘤细胞长入并破坏周围组织（包括组织间隙、淋巴管或血管）。

我脸上挂着最愉悦、最积极的微笑走进检查室，去面对我那天问诊的第一个病人。

她的肿瘤几乎和乳房一样大

凯特（Kate）是位最近被诊断为乳腺癌三期的 38 岁的患者。来这之前，她已经在当地一名肿瘤科医生那儿问过诊，也相信他的诊断，但她想再问问知名乳腺癌研究中心的意见。凯特的妹妹陪她一起来了。整个问诊期间，这对有着蓝色眼睛的姐妹一直忧心忡忡地看着我。她们俩带来了一大堆问题以及一叠一英寸厚的打印材料，上面是网上关于乳腺癌的最新研究。

我配合地看了眼凯特面前的那叠资料，给了她一个安慰的微笑，然后往后一躺靠在椅背上，看着她们俩，问道："你们能告诉我是怎么发现得乳腺癌的吗？"

凯特告诉我说几个月前她发现皮肤上出现了凹陷的小坑，她不确定那是不是肿块。她的初级保健医生知道情况后让她立刻去看乳腺专科医生。乳腺专科医生发现她乳房里面有个 10 厘米大（约 4 英寸）的肿瘤，并且已经扩散到她的两个淋巴腺。她跟我讲这些时，我注意到他们"发现"的肿瘤几乎和她的乳房一样大。我问了她几个问题：她是多久以前注意到皮肤上的凹陷的，肿块的增长速度如何，是否有疼痛、红肿、乳头溢液等情况，是否有其他疾病和相关疾病家族史。我给她做了检查后发现她的右胸有个非常大的肿块，右腋窝下有明显的结节，锁骨上方有个小结节。我看着她们俩，谨慎地跟她们解释我的发现。凯特肯定从我的表情里看到了担忧。

"我愿意配合做任何治疗，"她焦急地说道，"不管治疗过程有多么困难，多么痛苦。"

那时，我的自信突然又回来了。我尽可能让自己的表情放松，开始安慰这位有两个年幼孩子的可爱又年轻的母亲。我知道她会成为我的一个长期病人。尽管我的发现很不乐观，但只要化疗做得好，她战胜乳腺癌的几率还是很高的，10 年存活率超过 75％。有了数据和知识的武装，我更加自信。我抓过一支笔，一张纸，开始和她们一同规划接下来的治疗过程。我们讨论了化疗的原则和目的，在未来 5～10 年里降低她的雌激素的必要性，以及她是否要像许多朋友建议的那样切除乳房。

我建议在她手术前先进行一疗程的化疗来缩小肿瘤，并安慰她说她或许还能继续工作，就是会掉头发。化疗和放疗之后，她需要每天吃一粒药来预防癌症反复。我随后问凯特当地的医生是怎样建议的，她很高兴地说那个医生给出的也是类似的治疗方案。我微笑着说："很好。你会得到很好的治疗与照顾。你也可以选择就近治疗。"

看到她妹妹眼里的不安，我又补充道："有需要的话我会随时支援。"

我在例行询问家族史的时候了解到，这对姐妹没有遗传性乳腺癌的家族史，但她们的父亲 40 多岁就去世了。

因为凯特才 30 多岁就被确诊为乳腺癌，所以我建议她做一个乳腺癌易感基因（Faulty BRCA Gene）检测，并给遗传咨询师打了电话和她沟通这项检测的相关事宜。咨询结束后，我们更放松了，心情也有所好转。中间我甚至还就自己的情况进行了自我安慰。我不可能比这位年轻女性还惨。既然我相信她能战胜癌症，那我有什么理由不相信自己呢？

过去 15 年中，我参与过无数次有关如何治疗乳腺癌的讨论，也见过很多女性努力应对放化疗带来的副作用，既要承受失去身体宝贵的一部分的痛苦，还要忍受化疗造成的早发更年期——所有这些都是人工干预雌激素的水平产生的副作用，因为雌激素能加剧肿瘤的生长，只有降低雌激素水平才能抑制肿瘤增长。早期乳腺癌疗法的目标主要是消灭每一个可能转移到身体其他部位的肿瘤细胞，以防止癌症向其他部位扩散。恶性肿瘤细胞的扩散才是最终导致病人死亡的原因，而我们阻止这种扩散发生的最佳时机就是初次确诊之时。

我和凯特花了很短的时间策划了未来 10 年的治疗方案，

还讨论了如何制定生存策略和应对机制。

下班后，我沿着长长的门诊楼走向走廊尽头的车库取车，路上做好了在煎熬中等待乳房活检结果的心理准备。那晚开车回家的路上，我突然想到我的奶奶得过乳腺癌，只是大家从未提过这件事。

CHAPTER 2

第2章
是否要失去女性特征?

TWISTING FATE

总是穿长袖衬衫的奶奶

我 7 岁那年，奶奶格特鲁德（Gertrud）得了乳腺癌。那是
1971 年，她刚刚过了 65 岁生日。奶奶住在柏林，通常每年夏
天都会来瑞士与我们同住一段时间。她在的那几周对于我们来
说喜忧参半：她会带来很多糖果，但是她给我们吃昂贵巧克力
的同时，也对我们管教甚严。她不喜欢我们的散养模式，也不
待见我们随意的穿衣风格。

我长大的地方离海蒂之乡（Heidi）只隔了两个村子，和海
蒂一样，我们喝很多的牛奶，而且大部分闲暇时间都在阿尔卑
斯山脚下的小山丘上玩耍，用奶奶的话说就是"整天疯跑"。

每次奶奶一来，我的父母好像突然记起了好多规矩：房间
一定要一尘不染，指甲要修剪得干净整齐；就连我们的狗，一
条巨型大丹犬，坐着时也会老老实实，连口水都不敢流。尽管

奶奶身材矮小，她却是个威严的人。甚至就连现在，每当我想到自己饮食不规律或办公室变得很乱时，她那张永不衰老的脸都会浮现在我眼前，那双深绿色的眼睛在注视着我——我就会提醒自己本可以做得更好。

奶奶并非不慈爱，而是像母亲一遍又一遍告诉我们的那样，她"所处的时代跟我们不一样"。她的丈夫死于二战，留下她独自带着年幼的孩子，而且没有工作可以养家糊口。她没有过一句抱怨，在柏林熬过了希特勒时期。那些年，她眼睁睁地看着自己的朋友一个个消失、离去，看着她的奶奶死于饥饿。

奶奶被诊断为乳腺癌是在一年夏天，那年夏天跟往年并没有什么不同。当时她住在我家。有一天她在穿衣服的时候，在右胸上摸到一个小硬块。我们不曾知道她当时是否感到担心或者恐慌。她突然就决定离开，因为"自己有个需要处理的问题"。不知怎的，尽管我当时还是个孩子，但我对这个理由印象很深刻。她回到德国做检查，检查结果是乳腺癌。之后我们家里不再提起这件事，就连我父母低声交谈时也没提起过。

这种情况在当时很典型，大家基本上不会公开讨论癌症。我是多年以后和母亲聊天时才偶然得知奶奶患癌症的事，当时我们正讨论母亲的身体情况。奶奶只把患病细节告诉了母亲。那个年代的癌症病人在接受治疗期间，是没有家人在一旁支持的，也不会有邻居带着慰问品去看望，并不像我现在的病人这样。

一年后，奶奶再次来到我们家时，她变得跟以前不一样了。其中一个变化是她不再穿短袖衬衫。我尤其记得有次假期我们一起去西班牙旅行，她拒绝和我们一起游泳，我当时还特别不解。整个旅行期间，我们在海里嬉戏时，她总是穿着长袖衬衫或裙子坐在酒店的阳台上或是在海边散步。她一直都很喜欢游泳，而且天又那么热。我当时很疑惑，只是从来没有想清楚答案。我问母亲奶奶是否一切都好，母亲避而不答，只是说那个年纪的人就是这么穿的。但是我在海边发现很多与奶奶同龄的老年女性穿得很凉快。

如果当时我年纪再大点或洞察力再敏锐些，可能还会注意到奶奶的头发变得稀少，人也瘦了许多。她那慈祥的体态和圆润的脸庞都消失不见了，她的眼睛变成了更深的绿色。自那以后，尽管看起来不大可能，但她变得更加自律，尤其是涉及她的健康时：她坚持定时定量吃饭（不摄入额外卡路里），每天早上10点准时出门散步两个小时（这可把我们的狗乐坏了，它每天到点就用鼻子拱开奶奶的房门，然后和她一起去散步）。

我见过太多病人被诊断为乳腺癌的经历。回想起当时奶奶的情况，她要一个人默默承受所有的恐惧、未知和身体上的痛苦，这对她来说一定极为困难。她身边没有丈夫对她表示理解，没有父母支持她，也没有朋友带着慰问品来安慰她、拥抱她、倾听她的诉说。现在，我只能感叹奶奶在处理这种情况时表现得有多伟大。我的父母没有参与过对她的照顾，并不是不爱她，而是那个年代的人们很忌讳"癌症"这个词。

更令人震惊的是，那时几乎没有人讨论癌症对病人造成的情感和心理上的创伤，也没有人研究作为医生或亲人该如何跟癌症病人交谈，该如何避免说错话、伤到病人。20世纪80年代，我在医学院读书的时候，医生不会告诉病人他们患有癌症，这是一种常规做法。医学界认为让病人面对这一事实太过残酷。

因为奶奶的诊断在当时是一个秘密，即便现在我有最先进的医学工具，也不能完全追溯她当时的乳腺癌发展情况及治疗情况。有一次她的衬衫被风吹开了——这对于穿衣严谨的她来说是极少见的意外，我瞥见了她的右腋窝和上臂。那片区域看上去是深紫色的，而且上面有伤疤。现在我明白那伤疤是她当时做放疗时受到严重烧伤留下的。她的两胸也不对称了，锁骨下方还有块不同寻常的凹陷，这些变化就算隔着衣服别人也能看出来，更何况她变瘦了，这些更加明显。

这暗示着她做了乳房根治术（Radical Mastectomy），这个手术切除了乳房、乳房下面的胸肌，以及相邻腋窝里面的许多淋巴结；为了阻止癌症扩散，她又接受了大剂量的放疗。现在我们知道这些过于猛烈的医疗手段其实是不必要的。我多希望当时能阻止奶奶做这种恐怖的手术。

随着我慢慢长大，和奶奶在一起的时间更多了，她偶尔会提及自己的乳腺癌，但她从来不给我任何机会询问相关细节。在我读医学院的最后一年，她死于胰腺癌。在我等待自己的乳房活检结果期间，这些记忆都涌入了我的脑海。

主治医生是我之前的实习生

当一个人只能被动等待消息通知自己是否得癌症时，那种感觉是很紧张的。作为医生，我学到的最重要的一件事就是明确地告诉患者活检结果出来的大致时间，通常是 1 ~ 2 周。我刚工作那会儿，经常会告诉患者结果一出来我们会马上电话通知她们。我从没意识到她们会连续好几天守在电话机旁不敢出门，生怕错过那通电话。

截至做完乳房活检后的下个周一，我已经等了整整一周，其中包括一个煎熬的周末，我实在受不了了。我决定直接去找那个能拿到我的检查结果的病理医生。

我走进病理科，用一种轻快而专业的口吻，让其中一名助手找出帕梅拉·蒙斯特的检查报告。她输入我的名字后，报告在屏幕上显示出来了。

"哦，这个是阳性的，好几处都是高级别的，"她说道，"你需要打印出来吗？"

"是的，麻烦了。"我回答道，我还没完全理解她刚说的话。

她回来把报告交给我时，目光落在了我的胸牌上，然后她一脸惊愕，我能看出她在努力处理自己一开始遗漏的细节。

"我的天，他们还没有给你打电话吗？"她看上去如此沮丧，我都不确定我是该为她感到难过，还是为我自己感到难过。

"哦，我还是知情的。我已经拿到了初步评估。"我对她撒了谎。我所说的初步评估（Preliminary Read) 指的是在主治医生最终确诊之前实习医生做出的鉴定结果。听了我的话，她才放松下来。

"我很抱歉。"她强挤出一个鼓励的微笑对我说道。

"没事的，谢谢你。"我一边轻声说出这句话，一边跑向卫生间，手里紧紧攥着那份报告。

在只有我一个人的卫生间里，我一个字、一个字地读完了报告摘要和全文，然后又读了一遍，并确认报告上显示的是我的名字。报告写得很清楚：

12 份活检样本中至少有 5 份发现有高级别浸润性乳腺导管原位癌（High-grade Invasive Carcinoma in

Situ [DCIS]），为恶性病变。建议立即进行进一步的
手术探查（Surgical Exploration）。

这些话我曾经在患者的报告中读过多次，当它们出现在自
己报告上的时候却像是看不懂的外语。

最后，我的目光落在其中一条建议上——进行进一步的手
术评估。这时我从混沌状态中清醒了过来，我那目标导向型的
思维习惯又回来了。

"手术探查"意味着我需要一个乳腺外科医生。所以我立
刻走回自己的门诊去找塔拉，她周一早上会在办公室为我的门
诊做准备。塔拉转过身，看到我泪眼婆娑。还没等读完整个报告，
我这位一向文雅的护理医师就嘟囔出一连串的脏话。要是我没
有那么难过，肯定会被她逗乐的。塔拉拿着报告，牵着我的手，
把我带到头部外科（Head Surgery）护士黛比（Debbie）那里，
给她看了我的报告。

我在这个机构的专家身份在很多方面为我提供了便利。我
不像一般患者那样需要太多的流程解释，我们只是简短地讨论
了一下我想看哪位医生。黛比一刻也没耽搁，她打了几通电话
后很快就为我预约好了一切，好让我尽快做相关检查。

最重要的是，她让我在她怀里哭了会儿，让我放下自己医

生的身份，允许自己做个病人。

我选了一个曾经一起工作过的同事，迈克尔·阿尔瓦拉多（Michael Alvarado）医生。当时他是我们这里的实习医生，现在已经成为一名颇有声望的医生。我亲眼见证过他娴熟的手术技法和对病人极好的态度。最重要的是，我喜欢他这个人，我完全相信他能以当下最先进的医疗知识为依据为我治疗，并尊重我的个人意愿。

阿尔瓦拉多看完我的所有扫描报告，并跟放射科医生讨论了检查结果后，给我打了电话，说第二天想跟我见一面。我预约了他的号，在黛比的陪同下，以病人的身份而不是同事和前导师的身份，和他见了面。他问了我很多问题：我感觉如何，是否有癌症家族史，之前是否做过活检，以及最重要的，我是否注意到乳房发生的任何变化。

"我猜你之前并没有发现过任何肿块、乳头溢液或红肿吧？"阿尔瓦拉多问道。他是根据我通过做乳腺 X 光才发现得癌症这一事实发问的。通常情况下，是患者自己先发现肿块然后再去医院检查，但我不是这种情况。他给我做了检查看我的胸部是否有肿块，腋下及锁骨上方是否有淋巴结。所幸他什么都没发现，这样我也不再为没发现自己身体异常而感到内疚。最后，他和我一起过了遍我的所有乳腺 X 光和 B 超的检查结果。

我穿着病号服坐在那儿，听同事给我列出一个治疗计划。曾经，我也给无数患者列过类似的治疗计划。在提及哪种手术对我最好的时候，阿尔瓦拉多医生说他不想给我做乳房肿瘤切除术（Lumpectomy），他认为乳房切除术（Mastectomy）是个更好的选择。作为医生我知道他为什么这样推荐，但是作为他面前的病人，我让他列出所有的选择。

是切除肿瘤，还是切除整个乳房？

和奶奶当年做的乳房根治术一样，今天乳腺手术的目标仍然是切除全部肿瘤。但是跟 40 年前不同，我们现在知道没必要切除整个乳房及下面的胸肌，只需彻底清除病变部位，保证没有遗留异常组织。

很多知名乳腺外科医生在到底该移除病人的多少健康组织才能保证完全清除癌症这一问题上辩论了好多年。威廉·霍尔斯特德（William Halsted）医生在约两个世纪前首创了乳房根治术。当时，他和其他医生都相信所有类型的乳腺癌都会从乳腺扩散到淋巴结再到其他身体器官。因此他提倡使用激进式手术切除整个乳房及下面的肌肉，还有周围的所有淋巴结来阻止癌细胞的扩散。伯纳德·费雪（Bernard Fisher）医生和他的同事则认为乳腺癌也能通过血液系统直接扩散到其他器官，它有可能经过淋巴结，也有可能不经过淋巴结，所以对于癌症已经扩散的病人，做更多手术并不会提高她们的存活率。

费雪教授和他的团队进行了一项革命性的研究。他们在美国国家乳腺与肠外科辅助治疗研究计划（National Surgical Adjuvant Breast Project）中研究了数百位女性，研究结果成功证明了两点：其一，手术切除的范围对于癌症的治疗没什么影响；其二，高风险乳腺癌患者不论是做乳房肿瘤切除还是乳房切除都需要做化疗。谢天谢地，如今的女性再也不需要像我奶奶那样做那么恐怖的手术了。

现在，被诊断为患乳腺癌的女性有两种移除肿瘤的手术可以选择：乳房肿瘤切除术和乳房切除术。

做乳房肿瘤切除时，医生通常会在乳房上切个小口，然后把内部的肿瘤切掉。为了确保整个肿瘤都被清除，医生会把取出的包含疑似病变部位的那块组织交给护士，护士随后会对"肿瘤组织染色"。这块癌性肿瘤的 6 个方向的边缘都会被浸入一种特殊的染料中。

之后病理医生会确认这块组织是否为肿瘤，肿瘤的类型，恶性程度有多高，以及肿瘤的边缘也就是被称为切缘（Margin）的组织中是否有癌细胞。如果"切缘干净"或"切缘阴性"，表明被染色的边缘中并未发现癌细胞。"切缘阳性"则表明癌细胞一直扩散到切除部位的边缘，而且已被染色。大部分情况下，病理医生其实会确认癌组织距离边缘几毫米的位置，如2毫米距离。如果病理报告上称癌细胞位于被染色的"侧缘（Lateral Margin）"上，意味着癌细胞已经扩散到切缘之外。如果发现切缘阳性，医生会根据染料的颜色判断在哪里，并做进一步切除。

如果切缘处还留有部分肿瘤细胞，那个地方会再长出肿瘤。如果染色边缘出现了肿瘤细胞，那么肿瘤复发的可能性是切缘阴性情况下的两倍。所以获得干净的切缘至关重要。有25%的女性患者术后显示为切缘阳性，她们还需回到手术室再次接受手术。通常情况下，医生会在接下来的几周给切缘阳性的患者再次进行手术，即在已被部分切除的乳腺处再切除一部分组织。这个过程要一直重复，直到所有的切缘都显示为阴性。

尽管每位患者都可以选择做乳房肿瘤切除术，这也被称为乳腺癌保守治疗，但是有些情况下，有充足的医学理由和非医学理由支持完整的乳房切除，即完全切除一侧或两侧乳房。大部分患者的乳腺X光检查只会发现一处异常区域。既然只有这一处的乳腺组织需要清除，那么手术类型的选择依据主要是术后的乳房外观。理想情况下，一个小肿瘤被切除，而且切缘干净，女性患者胸部仍然有大量的乳腺组织；切除肿瘤并不会在胸部留下一个明显的凹陷或者影响胸部的完整或形状。如果肿瘤相对较大，而胸又相对较小，那么想保留一个比较好看的外形就比较有难度。即便女性患者胸比较大，如果肿瘤很大的话，切除以后可能不会剩下太多乳腺组织，此时病人胸部会出现一个大的凹陷，而且胸的大小和形状都会出现明显的变化。

幸运的是，如今我们有了更先进的外科技术，整形外科医生会重新排列这些剩余的乳腺组织来确保乳房的形状和大小保持不变，或者如果患者身体其他地方有过剩的脂肪组织，专业的整形外科医生会从她腹部或大腿处抽取脂肪填在乳房的凹陷处，这个过程叫脂肪移植术（Fat Grafting）。

现在更为常见的情况是，如果肿瘤太大，移除后剩下的乳腺组织太少，那么肿瘤医生就会建议在手术前先给病人做 3～6 个月的新辅助化疗（Neoadjuvant Chemotherapy）来缩小肿瘤。新辅助化疗能有效地杀死肿瘤细胞，也会让肿瘤缩小到可切除的程度，让更多病人在切除肿瘤后仍能保留乳房。

在各种忙乱中做决定的时候，有一个不容忽视的关键因素：手术类型的选择通常不会影响患者的存活率。女性患者不应该认为乳房切除术能提高她们的存活率，从而选择乳房切除术。有大量研究表明做乳房切除术的患者并不比做乳房肿瘤切除术的患者活的时间长。如果通过乳房肿瘤切除术彻底清除肿瘤，病人再做 4 ～ 6 周的放疗，大部分情况下患者的存活率和做乳房切除术的患者是一样的。

尽管需要做放疗，但乳房肿瘤切除术整体而言并发症更少，也能减少患者的精神压力，也比乳房切除术更经济。乳房切除术麻烦的一点就是患者通常还需要再做一次手术进行乳房再造（Reconstruction），这一过程本身也会带来超过乳房肿瘤切除术两倍的并发症风险。

当然，有部分患者不适合做乳房肿瘤切除术。阿尔瓦拉多医生说我的情况就不适合做乳房肿瘤切除："说实话，我可以给你做乳房肿瘤切除，我只需要做 5 ～ 6 次乳房肿瘤切除，把所有异常的区域都切掉。但如果我要切除 5 块乳腺组织，每块至少半英寸大小的话，你的乳房也不剩什么了。"他苦笑道。

我瞪着他，极其不相信他这强作幽默说出的话，花了好一会儿才明白他的意思。"朋友是干吗的，对吧？"他那温和的玩笑缓解了我的紧张，所以我嘟囔了一些我再也不想说第二遍的话，然后立刻回到了现实。

我的思绪开始漂浮，我的大脑在努力接受这些发生在我身上的事实。我眼前浮现出一幕幕的幻觉，我看到了接受手术、胸部被切开的自己，我听到了自己的悼词，我看到了丈夫和孩子们正努力适应新的生活。然后，我强迫自己把注意力集中在眼前这个正努力帮我阻止这一切发生的人身上。

阿尔瓦拉多医生感觉到了我在走神，他开始详细解释我为什么不能做乳房肿瘤切除，很明智地唤回了我的理性。

"你的乳腺 X 光检查结果显示你身上至少有 5 处异常，"他的语速更慢了，"不管这是浸润性癌症，还是乳腺导管原位癌，恐怕手术的目标都是一样的。我们想在这些异常组织演变成为恶性程度更高的癌症并扩散到其他器官之前将它们彻底清除。可惜的是，对于你这种情况，要清除所有的异常组织，从手术角度来说会有很大的难度，而且也会很大程度地影响你的胸部外形，因此还不如做一个乳房切除术然后做一次乳房再造。"

阿尔瓦拉多医生认为我还是有希望的，就像我的乳房活检那样，他的手术结果很可能最终发现那些异常组织只是乳腺导管原位癌，也就是 0 期癌症或非浸润性癌症。尽管他的态度很乐观，但我还是有理由担心：乳腺 X 光检查结果上显示的那 5 处异常意味着他很可能会在手术过程中发现其他地方还有更多的肿瘤，有可能那些肿瘤的恶性程度更高。

所以我直截了当地问他："请暂时不要把我当成你的同事，如果我什么也不做，再等一段时间的话，可能会发生什么情况？"

我很清楚自己别无选择。阿尔瓦拉多不需要告诉我答案，但是我需要亲耳听到事实被大声说出来，这样我才能考虑放弃自己的乳房。建议别人做乳房切除术和自己下定决心做乳房切除术真的完全是两码事。

"主要有两个问题，"阿尔瓦拉多医生回答，"首先，尽管从乳房活检和乳腺 X 光检查结果来看你的所有病变区域可能是处于 0 期，但是只有把这些病变组织取出来，病理医生才能确定这些病变是否都是肿瘤。第二，从最初的活检结果来看，有几个肿瘤至少是高级别乳腺导管原位癌，即使它们现在不是浸润性的，也有很高的几率发展为浸润性。

X 光检查已经显示有 5 处病变，那么在不远的将来发现更多肿瘤的可能性非常高——在未来 5 年有 30％左右的可能性。所以你的问题并不是考虑要不要接受手术，而是做哪种手术。因为有一处病变太靠后，都要到肌肉了，所以做乳房肿瘤切除的话技术上会比较难实现。"此外，他还提醒我如果做乳房肿瘤切除，切缘显示阳性的话，复发率会更高。

说完后，阿尔瓦拉多医生不再作声，静静地给我时间，让我好好消化他刚说的话。

所以有些情况就是不能做乳房肿瘤切除术，必须做乳房切除术，就像我这种多灶性（Multifocal，在乳腺同一象限内发现多个肿瘤）和多中心性 (Multicentric，整个乳腺有多个肿瘤)。在这些情况下，不管这些肿瘤是高级别还是低级别，浸润性还是非浸润性，都不重要——反正它们都需要被彻底清除。

我没有说话。过了一会儿，阿尔瓦拉多医生继续说："如果你决定做乳房切除，那么接下来最重要的一步就是和整形外科医生见面，讨论做乳房再造时你都有哪些选择。考虑到你这一侧乳腺有这么多处病变，最好给另一侧乳房也做个磁共振成像以确保乳腺 X 光检查没有什么遗漏。"

我心情复杂地离开了阿尔瓦拉多医生的办公室，手里拿着他给整形外科医生的转诊单。好消息是我得的不是浸润性癌症——至少目前来看不是。可是，我还是要面对自己至少一侧乳房要被切除的现实，甚至很有可能我的两侧乳房都要被切除。

过去病人咨询我另一侧乳房要怎么办时，我都会建议她们考虑所有的选择，尽管我私底下总会想如果是我的话就会选择两侧乳房都做切除。可是当我真的位于这个处境时，我犹豫了。我一边往外走一边强迫自己思考应该如何决定。

不可否认，我那不假思索的、私底下的想法乍看像是情绪过激反应。而且从医学角度来说，我这个 0 期癌症也不会轻易导致两侧乳房都被切除，和凯特相比，尽管她患的是具有高浸润性的乳腺癌三期，但她只需做一个乳房肿瘤切除术。

实际上我是有自己的逻辑的，而且低级别乳腺癌患者有充分的理由要做更多的手术。

在美国，每年有 25 万名女性被诊断为乳腺癌，其中 6% 的患者确诊时癌症都已经转移到了其他器官（即乳腺癌四期，又称转移性癌症）。在这种情况下，清除乳腺内的肿瘤并不会对存活率有任何影响。这就好比马都已经跑掉了再去关闭马厩的门一样。所有乳腺癌四期的患者都将需要接受针对全身，而不仅仅是乳腺的治疗。

作为一名乳腺癌患者，我是极其幸运的。我的乳腺癌是最早期的，而且我可以选择以后再也不用面对乳腺癌。那么有什么理由为了保留自己的乳房而放弃这个一劳永逸的机会呢？如果我选择不手术先观察看看的话，我会需要频繁地做乳腺磁共振成像和 X 光检查，而且很可能需要每 6 个月做一次乳房活检。我为什么要忍受这些痛苦呢？

治疗和预防乳腺癌的最佳方式就是早点发现，在扩散之前就把肿瘤处理掉。只要癌细胞待在乳腺内或者至少没有扩散到同侧腋下的淋巴结之外，乳腺癌就能治愈。如果整个肿瘤能都被切除，而且切缘干净、没有扩散的话，那么这个患者就会治愈。所以尽管看起来很矛盾，但凯特确实要等 5～10 年才能确认她的浸润性三期乳腺癌是否已经扩散变成转移性癌症；而我的 0 期乳腺癌一旦清除，就能基本保证不会再复发乳腺癌，也不会变成转移性癌症。

　　尽管如此，乳腺癌在发展到四期之前，是有可能通过手术干预的手段进行治疗的，而且如今治愈的可能性也更大了。一期乳腺癌是指肿瘤直径小于 2 厘米并且没有扩散到淋巴结。二期乳腺癌是指肿瘤直径在 2 ～ 5 厘米之间，而且有可能已经扩散到腋下淋巴结。三期乳腺癌是指肿瘤直径大于 5 厘米或者很多淋巴结中已经发现肿瘤细胞。这时尽管我们的目标仍然是清除所有肿瘤，但是随着肿瘤增大，受影响的淋巴结数量上升，肿瘤细胞转移到其他器官成为转移性癌症的可能性也会随之升高。肿瘤的大小和受影响的淋巴结的数量决定了是否要做化疗以及做哪种化疗。

　　随着肿瘤的增大，患者死于乳腺癌的风险也会急剧上升，10 年死亡率从一期乳腺癌的 10％ 左右上升到三期乳腺癌的 30％以上。在过去几年，新型技术已经发现从乳腺癌细胞的基因表达式和蛋白质的氨基酸模式中也能解读出该种乳腺癌是否具有浸润性。我们现在知道如果一个肿瘤很大，但它的基因表达式显示为低风险，那么这个肿瘤很可能就是非浸润性的，但是如果一个乳腺癌一期肿瘤的基因表达式显示其为浸润性的，那么尽管这个肿瘤很小，也要引起重视。

　　美国每年有约 6 万名妇女有幸能在癌症还处于可控的乳腺

导管原位癌或 0 期癌症阶段及时发现，我也是她们中的一员。乳腺导管原位癌是指乳腺导管内的上皮细胞发生了癌变，但还没有侵入周围的乳腺组织。

尽管对于浸润性癌症而言，乳房肿瘤切除术加放疗的存活率与乳房切除术相当，但这是因为几乎所有的女性患者都会接受激素治疗甚至是化学治疗。对于乳腺导管原位癌而言，乳房切除术就已经足够了，不再需要激素治疗了；患乳腺导管原位癌的患者做乳房肿瘤切除术后还需要再接受放疗，然后是 5 年的激素治疗，比如服用他莫昔芬（Tamoxifen），这是一种抗雌激素药物，作用是减少人体内的雌激素。

好像任何患 0 期乳腺癌的女性都要经历很多痛苦的治疗。如果得的还不是癌症，那么为什么要接受这么多的治疗？如果某位患者不想接受任何治疗，决定什么都不做的话，会怎样呢？

关于是否可以不治疗乳腺导管原位癌，有越来越多的争议，尽管这种选择没有太多的数据支撑，因为极少有医生会觉得对这类病人什么都不做就可以。但是在罕见的情况下，我们认为完全放弃手术也没错。乳腺导管原位癌分为三种：高级别、中级别和低级别。如果乳腺导管原位癌属于低级别，那么可以不做手术，大量的研究也已经证实了这一点，但这种情况在 5 个人中也就只可能出现 1 例。在 1988 年到 2011 年间，有项研究选取了 57000 名患乳腺导管原位癌的患者，其中只有 2％ 的人没有接受手术。把这组人和那些做了乳房肿瘤切除术或乳房切除术的患者相比，结果显示除了低级别乳腺导管原位癌患者外，做了手术的患者明显要比没做手术的过得好。10 年后没做手术的患者死亡率为 7％，而做过手术的患者死亡率不到 1％。

仔细研究那些做过手术的患者会发现，那些患高级别乳腺导管原位癌却没做手术的人死亡率更高，10 年死亡率为 8％。相比之下，低级别乳腺导管原位癌患者不做任何手术也不会有额外风险，不管做不做手术她们的死亡率都是约 1％～ 2％。现在很多研究都在寻找除肿瘤大小和级别之外，是否还有其他因素能决定是否需要做手术。

这项研究回答了我的问题，即如果我选择什么手术都不做会发生什么。由于多处患有高风险乳腺导管原位癌，我在 60 岁之前有约 10％ 的可能性会死于乳腺癌，而且这些病变转化为浸润性癌症的可能性有 30％ 以上。如果我患上了浸润性癌症，那我很可能最终要接受化疗，肯定会需要服用 5 ～ 10 年的他莫昔芬，除此之外还要做乳房切除术。他莫昔芬的药品说明书上标明了一长列为人们所深深恐惧的副作用，其中很多都已经被患者体验过了：体重增加，喜怒无常，抑郁，潮热，等等。我的很多患者都听说过亲朋好友服用他莫昔芬的恐怖经历，因此她们都强烈反对用这种药来预防乳腺癌，她们更倾向于做手术切除乳房。

我的这种复杂情况并不常见，我没有保留乳房这个选择。从医学角度来说，我需要做乳房切除术，因为我有多处肿瘤。

可是对于任何一个女性患者来说，如果乳腺内只是有一个能被轻易清除的小肿瘤，乳房切除是完全没必要的。那么为什么还有那么多人需要做乳房切除术呢？在过去这 10 年，其实美国的乳房切除术数量出现了大幅度提升——尤为令人震惊的是双乳切除手术数目的增多。这个现象肯定会引人发问：到底是谁在驱动这种决定，医生还是病人？

我的决定将会是选择单侧乳房切除还是双侧乳房切除——这是个困扰很多女性患者和医生的难题，而且有很多争议。从很多患者调查和注册研究 (Registry Studies) 中，我们发现原因是多重的。有几个因素会导致女性患者选择双侧乳房切除。最常见的原因是为了安心，不再有后顾之忧。

不幸的是，同样的研究还表明很多女性其实是错误地认为双侧乳房切除会延长她们的生命。医生和患者很有必要一起讨论双侧乳房切除是否会影响患者死于乳腺癌的几率。但是这个安心的选择能保证不再需要做进一步的活检或乳腺 X 光检查。乳腺导管原位癌患者做双侧乳房切除可能意味着她不再需要服用他莫昔芬。有家族史的女性更容易担心自己得乳腺癌。其他因素包括外观上的原因、年纪偏轻、乳房较大等——上述群体中有更多的女性倾向做双侧乳房切除。

作为一名医生,同时也是一名病人,我的角度更全面,我可以指出患者选择双侧乳房切除是有几个原因的,甚至有些原因我之前都没从病人那里推测出来。作为一名肿瘤医生,我对手术后的病人观察过多年,可以肯定的是那些做了双侧乳房切除再进行乳房再造的患者,她们的乳房在外观上更一致,因此病人穿着衣服时,外人是不容易一眼看出她做过手术的。

大部分做了一侧乳房切除的女性,只有对该侧乳房做多次手术才能使两侧胸看起来对称。如果一侧乳房的形状和位置都发生了变化,那么胸部的不对称就更难掩盖了。这种情况下穿酒会礼服或背心会觉得不自在,我很难想象自己两胸不对称时穿瑜伽上衣的情景。不管是胸大的女性还是胸小的女性,做完单侧乳房切除后保持两胸对称都不是件容易的事。乳房切除术的流程要复杂得多,之后的乳房再造还需要 2～3 次手术,包括乳房上提术甚至是隆胸手术。

对于我的很多患者而言,包括我自己,选择双侧乳房切除术的一个重要因素是安心,即使患者很清楚这样并不一定能提高自己的存活率。对于那些做乳房肿瘤切除或者另一侧乳房不做手术的患者而言，她们需要不断地做 X 光检查。我刚经历了乳腺 X 光检查、乳腺 B 超、乳腺磁共振成像，以及 12 次空芯针穿刺活检等一系列检查，一想到未来每 6～12 个月我都要再做类似的检查，我就难以接受。

最后一点，很多女性是在她们极其脆弱的时候做出决定的。对于一个刚被诊断为乳腺癌的女性而言，即使全世界都在安慰她说另一侧乳房也得乳腺癌的几率很低，她也不会相信。就像我一样，很多女性很可能根本就没想过自己的任何一侧乳房会得乳腺癌。把所有这些因素都考虑进来后，大部分女性在感到最脆弱、最恐惧时选择做乳房切除也就不奇怪了。

此刻我相信乳房切除术能中止我的癌症之旅：不再需要乳腺 X 光检查、乳腺 B 超，也不再需要做放疗，不需要服用他莫昔芬。如果我做了双侧乳房切除，我就不用担心乳腺癌复发了。于我而言，我肯定会放弃乳房来换安心。

但是我仍然会问自己，正如我让每位跟我一样处境的女性拷问自己的那样：数月后或数年后我还会像现在这么想吗？一旦做了乳房切除，就没有回头路了，若是 5 年后有了其他的治疗手段，乳房切除术被废弃了怎么办？若是在我做这个决定后的几周、几个月或几年以后医学有了新突破，能让我保留自己的双侧乳房呢？

我最终做出了手术决定,在我走出阿尔瓦拉多医生办公室的时候,我想起我自己的患者曾多次问过,我若是她们,会做何选择?通常情况下,我只能回答:"这很难说,毕竟我没有遇到这种事情。"

现在,我真真切切地跟她们有了相同的处境。我的优势在于我能直接看到做单侧乳房切除和双侧乳房切除后的结果,以及手术对患者术后带来的短期和长期的影响。那些一开始显得很重要的事情随着时间的推移变得不再那么重要了。

我现在仍然不会直接建议患者该做何种选择,但是我会给她们详细描述每种选择会带来什么,会跟她们讨论每种选择的好处和局限,会分享我自己的经历,并努力找出对于我面前的患者而言什么才是重要的。我会恳请每位患者完成和所有手术医生的会面,让她们和整形外科医生讨论所有选择,然后花些时间来确定她们做这项额外手术的决定是正确的,而且在未来多年内都是正确的。

在此我想传达的观点是手术类型的选择是一种非常个人化的行为,它需要满足患者的个人需求,按照每位病人的身体状况,在医生的引导而非要求下进行。最重要的是,患者做出的最终决定是基于她们已了解全部信息,而不是误认为她们选择的手术类型有哪种好处。

所以我开始去找整形外科医生讨论乳房再造术的选择，还做了自己遇到决策困难时总会做的一件事：抽离自己，给自己一定的距离和时间去思考。

CHAPTER 3

第 3 章
再造乳房

TWISTING FATE

选择整形医生就像为孩子选学校

从我得知自己患乳腺癌到现在刚刚过了一周，尽管我很清醒地做出了永久摆脱乳腺癌的决定，我还是不得不强迫自己再向前迈出一步，仔细考虑所有的手术选择——这也是我建议患者采取的未雨绸缪的做法。

根据我给自己的建议，我需要知道自己有哪些乳房再造的选择。首先，我需要找到合适的整形外科医生——一个能和我的乳腺外科医生合作良好，同时也是一个可以坦诚交流的人。

我在给阿尔瓦拉多医生打电话让他推荐合适人选时，突然想到自己曾经和一个年轻患者聊过选择整形外科医生给她做乳房再造的事。我告诉她选择一个好的整形外科医生有点像为孩子选择一所好学校：这个选择不仅仅要考虑到学校声誉和老师质量这些量化指标，还要考虑学校环境，包括其他孩子、其他孩子的母亲，以及学校董事会的质量。找到合适的学校是个极其麻烦的过程，这也是为什么即使大部分人做了不少功课，最后还是会听从可靠朋友或专家的推荐，走进某所学校体验一下。

找到合适的整形外科医生同样复杂。他应该有能力，也愿意给你做所有可选择的手术，或者如果他对某类手术不擅长，会把你推荐给另一位擅长这种手术的同事。这个整形外科医生需要和你的乳腺外科医生配合好（通常这样的组合被称为"梦之队"）。最重要的是，你和你的整形外科医生相处时应该感到很舒服，这样你才能时不时跟他说说你的期望和担心。

最后，如果选择的手术类型从医学角度上来说最适合患者的身体，同时能满足患者的需求，适合患者的生活方式，那对患者和整形外科医生来说都是再好不过的事情了。事实上，实现这种状态的过程会比较坎坷，因为在做决定的这段时间，大部分患者还没从得乳腺癌的打击中缓过来，她们充满了焦虑与紧张。很多患者想尽早接受手术，即使这样不会留给她们太多时间衡量每种选择以及相关后果。这种时候患者其实需要有长远的目光。

作为一名患者，我有幸从医生角度给自己意见，但是另外一方面，我不得不托付一名同事给我做手术。我在自己的工作单位治疗乳腺癌确实有很多优势，但是在这里大家都认识我。有很长一段时间我都在纠结到底要不要去另外一家医院治疗，可是在其他地方做手术会增加许多额外的挑战，只会让情况变得更复杂。

每位女性的乳腺护理人员都会向她建议："跟你的乳腺外科医生好好聊一聊。"我也听从了这个建议。我隐隐地相信我的乳腺外科医生会给我推荐一个合适的整形外科医生。

阿尔瓦拉多医生给我回电话的时候，他听起来有些担心，但还是很欣慰我给他打了电话。我跟他解释说我基本上已经做好决定，要对得乳腺导管原位癌的那侧乳房做乳房切除术，但我想更深入地了解一下对于另一侧乳房我都有哪些选择。

"几周前，我们另一个校区新来了一位整形外科医生，他是从东海岸来的，是个很好的合作伙伴。我们可以跟他聊聊这个问题。"阿尔瓦拉多医生建议道。

"对，我知道他要来，我在花名册上看到过他的名字。他已经上班了吗？"

"是的。他可能没什么机会见到你，他主要在我们另一个校区出诊。找一个不是每天都见面的同事可能会让你觉得舒服一点。哈尼是个很有能力的医生，他实力很强。就算他的病人也是个医生，那也没问题。"

我听出了阿尔瓦拉多医生的言外之意：我可能有点……难对付。我不得不咧嘴一笑。我的确在大部分事情上都比较强势。他习惯了看我指挥一支庞大的研究团队，或是在对同一个患者会诊时承担顾问医生的角色。他并不能体会这一切对我的打击有多大。我们花了一段时间才接受了这个事实：这次不是对一个共同病人会诊，这次的病人是我，我现在是他要负责的病人。

这些年我观察自己的患者时发现，信任是医生和患者关系中很重要的一个因素。从医生的角度来说，我会自然而然地和信任我的患者走得更近。任何一个不相信她们的医生的患者都应该考虑换一个医生。现在我是患者，我应该把治疗自己的责任转移给我的同事们。一旦这样做了，我会更容易接受医生的指导，获得我真正需要的支持——即使我已经知道了所有的选择和可能。我不止一次在想，希望这一切只是场噩梦，很快我就能冒着一身冷汗从梦中惊醒，然后重新回到原来的生活。

和阿尔瓦拉多医生通话结束后，我立刻给哈尼·斯比塔尼（Hani Sbitany）医生的办公室打电话预约。他很快回电说刚刚有位病人取消了预约，所以他今天就可以跟我见面。我急切地抓住了这个机会，跟他约了当天见面。我真的是那种一刻都不想等的人。

我只是患者中的一员

几小时后，我已经坐在了我们的检查室里。我穿着手术服，浑身颤抖，手心发黏。我尽可能保持镇定，与医务助理开着玩笑，很明显他们也在努力掩饰对我的同情。我再也不是他们的医生了，我只是患者中的一员。

一阵轻快的敲门声响起，斯比塔尼医生到了，与他同行的还有一名整形外科护士——我熟悉的珍妮特（Janet）。斯比塔尼医生很高，脸上带着暖暖的笑容。我们简单聊了下他从原来单位转到我们这儿的经历，暂时忽略了这一事实：我有可能成为他的患者，而不仅仅是第一次见面的同事。我很想知道他都了解我的哪些情况：一位年长的同事，一位知名教授，一个乳腺癌专家，一个固执己见的、难搞的女人，或者只是一名乳腺癌患者？

"很高兴终于见到你，"斯比塔尼医生说，"很抱歉我们是在这种情况下会面的。"

"我也是，但我很高兴你能这么快与我见面。要是我先生稍后能再给你打个电话那就太好了。"他告诉我，他和我丈夫有一些合作，我丈夫也是一名肿瘤医生，而且和斯比塔尼医生在同一个部门。斯比塔尼医生答应我随后会给我丈夫打电话，跟他简单介绍一下我的治疗方案。

"迈克尔跟我说他倾向于让你做右侧乳房切除,而你倾向于做双侧乳房切除。"他看着我,等待我的核实。

我提醒自己来这里是不带任何倾向的,我要对医生的建议持开放态度。

"你能给我列出我都有哪些选择吗?"我打断他问,"我有自己的想法,但我也想听听你的意见。"

他看了我一会儿,然后说:"你有两个选择,用硅胶植入体(Silicone Implants)填充或采用自体脂肪移植来进行乳房再造。不过你有点瘦,恐怕不适合做人体皮瓣(Natural Flaps)或自体脂肪移植,硅胶植入体填充对你来说是个更好的选择。"

"我还以为一个人永远也不会过于瘦呢。"我说。听到他对我的身体做出如此直白的评估,我试图缓解这种紧张感。

珍妮特笑出了声,她咧嘴看着我。

"的确如此,我可没有恭维你。"斯比塔尼医生笑着回复,他想让我更放松。

但是我反而更觉得窘迫。

尽管我治疗乳腺癌患者已有多年,也检查过无数患者的身体,但是让这个医生用专业的眼光评估我的身体,我还是有些手足无措。我还没意识到之后我要花数月时间来适应这个。那一刻，我最想做的就是躲在毯子下面，远离这一切。

我多希望此时能有个朋友陪着我，于是我看向珍妮特，寻求支持。随后，我问斯比塔尼医生："假设，如果不是所有的手术选择都适合我，你能告诉我，你认为对我最好的选择都有哪些吗？"斯比塔尼看出了我激增的压力。他看了我好一会儿，然后轻声问："我能检查下你的身体吗？"

我点点头，他和珍妮特走出房间，让我换衣服。

看到病号服，我开始觉得不自在。我以前穿过病号服，不过那是生孩子的时候。我一生中有大部分时间都在和穿病号服的女性说话，但是这次感觉不一样。之前每次怀孕都能给我带来一个很棒的孩子。一提到做乳房检查，我通常都是站在检查台上的医生，而且出于很多原因，乳房检查都是件很敏感的事。这次我坐在检查台上，第一次意识到自己的一部分女性特质要危在旦夕了。

我很少思考是什么定义了自己的女性身份，只是一直很享受这个身份。现在我马上就要失去自己的乳房了，我想象着自己之后会是什么感受。难道这就是乳房检查如此困难的原因？

突然，敲门声响起。我迅速裹上蓝白色的病号服。

检查结束后，我坐在检查台上，听斯比塔尼医生如何说。

按我要求的那样，他为我列出了每一种手术的基本原则。

任何乳房切除术和再造术的目标都是完全清除所有的乳房组织，包括发生癌变的和没发生癌变的，然后再造一个新乳房。最近几年，越来越多的女性患者选择做创口小一些的手术，让皮肤的切除面积最小化，这样会减少伤疤，也会为再造乳房提供一个更好的外观。

在保留皮肤的乳房切除术中，乳头和乳头周边的区域会被切除；而在皮肤和乳头都保留的乳房切除术中，这些区域都能完整保留。为了减轻乳房切除术给患者带来的影响，在手术中保留皮肤和乳头已经成为医学界向前迈出的重要一步。可是保留乳头的乳房切除术却做得越来越少了。

尽管这种手术 50 多年前就已经出现了，但是这种技术是有争议的，很多医生对保留乳头这种做法持谨慎态度，因为他们担心肿瘤会再次出现在乳头里。对于肿瘤比较大的病人，或者肿瘤位置接近乳头的病人，医生是不建议她们做保留乳头的乳房切除术的，因为他们担心这样会把肿瘤细胞留在乳头里，肿瘤会有复发的可能。但是最近的研究表明做了保留乳头的乳房切除术后，肿瘤再次出现在乳头中的风险是相当低的，更多的女性患者有望保留她们的乳头以及尽可能多的皮肤，同时肿瘤复发的风险也会被降到最低。

可是保留乳头的乳房切除术还有一些其他的风险：其中一

个主要风险就是乳头或者部分乳头可能经不起这么多的手术处理。5%～10%的病人会出现乳头坏死（Nipple Necrosis）和乳头缺失（Nipple Loss）的情况。

对一些做了保留乳头的乳房切除术的女性患者而言，技术上很难实现乳房再造，并保证再造后乳头就在正确的位置上。有时候需要接受多次手术才能把乳头位置摆正。但对于那些无法保留乳头的患者来说，乳房再造从手术角度来说是相当简单的，任何时候都可以做。乳头还可以像刺青那样被文在皮肤上。有很多了不起的刺青艺术家能创造出一个有立体感的乳头。我遇到过好几位这样的患者，需要仔细观察才能发现她们的乳头是文的，不是真的。

可惜不管做哪种手术或是选择哪种乳房再造，对于大部分女性来说，做了乳房切除术后，乳头的感觉会完全或部分消失。乳头感觉的消失对很多女性来说有着长期的影响，她们很难面对这个现实。乳头和乳房皮肤的恢复可能会发生在一部分患者身上，但就算恢复，也要花上数年。

用于再造乳房的材料包括生理盐水、硅胶植入体，或从患者身体其他部位如背部、腹部或大腿移植过来的脂肪或肌肉。再造乳房时，经常会找不到足够的额外脂肪。你可能会想那就增肥啊，这样就有足够的脂肪再造一个乳房了。然而事实并非如此，因为如果这位女性之后再次减肥，那么她的乳房会消失。如果做双侧乳房切除，需要两倍的脂肪。"这种手术好像不适合我。"我对自己说。我的注意力开始涣散。

脂肪和肌肉类型的乳房再造需要切开血管好让组织存活。在这样一项复杂的手术中，腹部的整块脂肪被移到胸部，腹部的血管被切断然后重新连接到胸部的血管上。现在有个日趋流行的再造术称为腹壁下动脉穿支皮瓣（Deep Inferior Epigastric Perforator Flap，简称 DIEP）。在这种手术中，腹部脂肪组织在移植时并不会影响到腹部的肌肉。如果手术成功的话，术后病人体内不会有任何人造组织，胸部感觉起来也很自然。

为了连接脂肪组织内最细的血管，手术的大部分过程都需要用到显微镜——毋庸置疑，这种手术需要一位经过特殊训练的、有丰富微血管手术经验的医生来执行。考虑到手术的复杂性，这种手术耗时很长，通常要超过 12 个小时。而且术后要观察几天（一般是在重症监护室中进行）以确保皮瓣存活，而且血管保持切开的状态。

这种手术还有一些其他的缺点：自体脂肪移植需要在下腹切开一个比较大的切口，会留下明显伤疤。尽管这种手术会让腹部瘦下来，但切口的愈合要花费很长时间。这种手术只能做一次，所以患者需要仔细考虑清楚自己的另外一个乳房是否也需要接受手术。而且有时填充的脂肪组织会死掉，会让胸部变得不平整，需要再次做手术进行填充。之前腹部做过手术的女性则不适合这类手术。对于那些不能通过自体脂肪移植进行乳房再造的女性，硅胶植入体填充是现在最常用的手段。

我颤抖地系好病号服，打断斯比塔尼医生问他："如果我想做自体脂肪移植，我真的适合吗？"

他看着我，问道："你和阿尔瓦拉多医生决定好另一侧乳房要怎么办了吗？单侧乳房切除是你的一个选择吗？"我点点头，说我想先了解一下做乳房再造都有哪些选择，然后再做最终决定。

"如果是单侧乳房切除，能做 DIEP 手术，但如果是双侧乳房切除，就做不了 DIEP 手术了。"他回答。

"如果我想暂时保留健康的那侧乳房，之后就不能反悔再做一次 DIEP 手术了，是这样吗？"我问道，想跟他确认我是否理解了他刚才的话。

"是的，不能再做第二次 DIEP 了。但是可以做一个背阔肌皮瓣（Latissimus Dorsi Flap），就是从你的后背提取肌肉，或者给另一侧乳房填充硅胶植入体，如果你需要切除那一侧乳房的话。"斯比塔尼医生轻声补充。

"如果我右侧乳房做了 DIEP，左侧不动的话，两侧乳房会不会看起来不对称？"

我提出的两侧胸部对称问题对于很多患者来说是个长期的大问题，因为如果两侧胸部的大小和形状不同，是很容易看出来的。

"我已经不是 17 岁的年龄了，要怎么做才能让两侧乳房看起来对称呢？"我低声嘟哝。我很清楚让再造的乳房跟另一侧自然的乳房保持对称是件极具挑战性的事。

斯比塔尼医生点点头，忍住笑，然后指出我需要采取哪些措施让左侧乳房跟右侧再造乳房保持对称。那些措施基本上包括做一个把左侧乳房上提、让乳腺组织更紧密的手术，或许左侧还需要做个隆胸，总之就是这里调一下、那里调一下。当然，"这里调一下、那里调一下"不是他的原话，但当时我想象的情景就是一个一丝不苟的艺术家拿着刀调整乳房，以保证两侧完全对称。根据这些年我跟患者的交流经验，我知道自己离那种场景也不远了。

过去几年，越来越多的女性选择对另一侧健康乳房也做切除就是出于这个原因：避免为了保持乳房对称而经历那么多手术。听了斯比塔尼医生说的那些措施后，我深知接下来还需保持警惕，频繁做乳腺磁共振成像和乳腺 X 光检查，甚至做更多的乳房活检。很快我就决定如果不是绝对需要的话，我再也不想做手术了。我真的很盼望一切都结束的那一刻。

庆幸的是，我并不反对植入体，复杂的 DIEP 手术似乎不是一个很好的选择。我担心做那么长时间的手术，以及住院时间过长会给我年幼的女儿带来很大压力。我有过皮肤受伤、愈合，最终形成伤疤的经历，所以我不想在腹部切开一个大口子。

"好，我想我已经都了解了。你们认为哪种方案最适合我？"我看了斯比塔尼医生一眼，又看了珍妮特一眼。在他们回答之前，我又补充："我很倾向于做双侧乳房切除术。对于我来说，两侧乳房对称是件很重要的事。而且我喜欢运动，不想有太多限制，希望恢复的时间短一点。"

锻炼一直是我生命中很重要的一部分——锻炼既能带来快乐，也是减压的一种方式。小时候，学校辅导员、心理学家，还有我母亲，都能保证让我有足够的活动量和尽可能多的户外活动时间。我在阿尔卑斯山脉一带长大，做到这点很容易。从记事起，我就进入了滑雪队。每周三和周六的下午，我都会在雪坡上疾驰，进行障碍滑雪训练，通常周日是比赛的日子。等雪化了，天气暖和后，我又加入了田径队。我还学过一段时间的芭蕾，但我的法国舞蹈老师告诉我父母，像我这样活力四射的性格不适合芭蕾这种文静的活动。

我至今仍热爱各种各样的运动，我无法想象自己不能滑雪，不能骑山地车，或是两胸不对称地出现在瑜伽课上会是什么样子。

"那么按我的想法，你们认为最适合我的手术是哪种？"

珍妮特看了看我的胸部，又抬头看着我。她冲我微微地笑了下。就在那一瞬间，我第一次意识到，我今后将会经常看到这种充满理解与同情的目光。

"说实话，我认为植入体移植对你是最好的选择，"斯比塔尼医生强调，"植入体在瘦人身上看起来很合适，而且我们在植入体的大小和形状上有很多的选择。你应该能保留大部分乳房皮肤和两个乳头。我觉得完全没必要切除乳头。做乳房切除术时，我们会在你的胸肌后面植入一个扩张器，我们会让它缓慢膨胀，3～4 个月后，肌肉和皮肤就能扩张到可以放入植入体的程度了。"

"所以我 3 个月后还得再做一次手术？"我打断他问。

斯比塔尼医生点点头，跟我解释说乳房切除术后再分两个阶段做乳房再造术会比较好。为了给植入体创造足够的空间，皮肤和肌肉需要一定的时间来适应和调整。由于手术后皮肤会非常薄，给皮肤一定的时间进行恢复，会降低对身体的损伤，也会减少乳头坏死的可能性。

在之后的 3 个月里，斯比塔尼医生每周都会向扩张器里慢慢注射液体，直到我认为胸的大小合适了，胸的外观看起来很好，我自己也觉得舒服，这时我再决定想要什么样的硅胶植入体。

硅胶植入体的发展已经取得了很大的进步。20世纪90年代，这种植入体被禁了一段时间，当时禁止硅胶植入体的原因是担心植入体的泄漏会引起"不良反应"。经过将近20年的对硅胶植入体所有的即时性和长期性的副作用的详细报道，它们现在已经被认为是安全的了。幸运的是，没那么吸引人的盐水植入体已成为过去式。

硅胶植入体通常能维持10年左右，到那时，可以对它们进行替换。新的植入体极少渗漏，也不会引发不当的组织反应。我的很多患者使用硅胶植入体远超10年，她们从来没有更换过，也没有更换的需要。

我正要询问硅胶植入体的副作用时，斯比塔尼医生说："可是，每例手术都有感染的风险，我们把一个植入体植入你体内时，风险就更大了。一些女性患者会出现植入体周围形成瘢痕组织使植入体塌陷到胸壁的情况，我们称之为乳房假体包膜挛缩（Implant Contracture），对于这种情况我们有时候只能通过手术来修复。如果皮肤很薄，又被拉伸，那么皮肤就会破裂，露出植入体。为避免感染，我们通常会移除植入体，好让皮肤愈合。"

我已经忘了乳房再造术中的诸多细节。

我开始有些头晕，此刻我又一次想到要是自己带个人来，帮我记下这些东西该多好。我清楚所有的情况，也知道所有的选择，可是要我把它们全部都理清却是件不可能的事。我把手机攥得更紧了，迫切地想随便找个人打通紧急求救电话……

然后我意识到自己已经达到理解能力的极限——无法再记住什么东西了。很明显，我不想再知道有关植入体不同体积、大小、材质或形状的进一步细节了。

斯比塔尼医生话还没说完，我就打断了他，"这些听起来都不错，我想就按这个计划来。我下一步需要做什么，预约手术吗？"

斯比塔尼医生看了一眼珍妮特，然后回答我说："我们会跟手术室管理员沟通，请他们安排个时间，让我和阿尔瓦拉多医生一起做这个手术。因为这不是一个紧急手术，你需要给我们提供一些你合适的时间段。你手术前唯一需要做的就是和术前评估医生见一面，让他们评估一下你做全身麻醉是否安全。你应该做好手术当晚住院观察的准备，而且之后的 3 ～ 6 周要控制活动量。"

斯比塔尼医生问我是否还有其他问题。我摇了摇头，然后他起身跟我握了握手。珍妮特也站了起来，她告诉我一旦我决定好时间她就会帮我预约。

他们离开后，我穿好衣服，走回自己的办公室。

我能搞定的——对吧?

我的办公室就在 7 楼,离斯比塔尼医生的门诊只有 5 层楼的距离,所以我是走楼梯上去的。通常我爬楼梯的时候,步伐又快又坚定。但今天,为了让自己镇定下来,我在经过消毒的楼梯间逗留了很长一段时间。我一打开 7 楼楼梯间的门,就看到我的两个临床试验协调员正向我走来,他们想要问我一些问题。我无法强迫自己停下来回答他们,只能径直走向办公室。他们两个很困惑地跟着我。我的行政助理薇薇安(Vivian)正站在办公室门口,胳膊下夹着一沓文件。

薇薇安看了我一眼,然后请两位协调员稍等片刻。"我先来,我的事情很紧急。"

她打开我办公室的门,把我推进去。"怎么了?"她问道。那天是周五,我出现在诊所很正常,因为我那天是出诊的。她不可能知道我去看医生了。

"是不是你的某个患者发生了什么事?"她边从我手里接过包边问道。

我再也控制不住自己了,放声大哭起来:"我得了乳腺癌。刚跟整形外科医生讨论了手术的事情!"

薇薇安震惊地看着我,然后她转身锁上了门。

她是位很时髦的日裔美国人，做我助理只有几个月的时间。她应对我那紧张忙碌又难控制的日程表时向来冷静沉着，很有自己的一套。但这种情况还从来没在我们之间出现过。

她坐下来，用她一贯镇定的语气问道："你能按原计划先休个假然后好好考虑一下吗？可以暂时先不想这些事，而是享受家人的陪伴和支持，这样会好点。"

我差点忘了之前计划好的下周的家庭旅行计划——沿印加古道（Inca Trail）徒步前往马丘比丘（Machu Picchu）。

我还没有来得及回答，就感到手机振动了一下。是珍妮特给我发来了短信："我们约到的最早手术日期是 3 周以后，4 月 10 日。你能等这么长时间吗，还是需要让我试着把你放在补位名单上？"

我把珍妮特的短信拿给薇薇安看。她打开文件夹，抽出我的日程表。

"3 周的时间刚刚好：能给你时间思考，也能给我时间重新安排你的日程。"不知怎的，薇薇安这种务实的态度不但没有让我感到无情，反而满足了我当时的需求。她的话让我觉得手术不过是另外一个无法预见截止日期的项目罢了，但它总会有结束的那天。

这时我手机又响了，是我的丈夫。他说："哈尼·斯比塔尼给我打电话了！你觉得他说得怎么样？"

正如那句俗语所言，"异性相吸"，我们夫妻两个性格完全不同。我遇事容易担心，但我喜欢积极解决问题，而他比较懒散，属于听天由命型。我知道他的想法对我来说弥足珍贵，而且他会很乐意再等等。

我给珍妮特回了信息："请给我安排在 4 月 10 日。"也就 3 周的时间。我能搞定的——对吧？

我转向薇薇安，希望她已经听到了我心底的答案，我肯定地对她说："我已经准备好去见那两位临床试验协调员了，他们需要找我签字。请给我安排一次和团队成员还有诊所员工的会议，这样我们就能协调好接下来几周的安排了。"我已经恢复了镇定。

"请好好享受假期。"薇薇安边往外走边说。我的天性本来会让我要求选择一个更早点的手术日期。薇薇安的建议也是我给自己的病人提供的建议，所以我听了她的建议，决定在手术前给自己放个假。

假期之前的那几天在我的记忆中既忙碌又模糊。我大概记得自己做好了接受手术前的各项准备。我和术前评估医生见了面，检查了自己的心肺功能。我的咽喉状况似乎很好，可以在手术中沿咽喉插入一根管子。一切都已准备就绪，就等我度假回来做手术了。我刻意将自己抽离于医疗体系，以便思考乳腺癌这件事对我而言意味着什么，对于乳腺癌我真正需要做什么，真正想要做什么。

CHAPTER 4

第4章
做化疗前，先保留生育能力

TWISTING FATE

26 岁的乳腺癌患者

我们早就计划好了沿印加古道徒步前往马丘比丘的行程，全家都很期待这次旅行。离手术还有 3 周的时间，我知道这次旅行会给我时间去接受自己的所有决定。旅行能让我远离办公室的束缚，花足够的时间去思考生死攸关的人生决定，也能缓解我的焦虑和恐惧。在大自然的怀抱中，我能辩证地看待当下和未来的各种可能性和选择。

我就是在山间长大的。在雨中享受野外的粗犷之美，总能让我把一切抛之脑后，让我静下心倾听自己胸中的另一部分——我的内心。在一步步攀登死女人山口（Dead Woman's Pass）时，我思考了这个手术对我来说意味着什么，以及什么才是我所认为的重要的东西。

从医学的角度看，我的选择很容易理解。我婚姻幸福，有几个可爱的孩子，家人和同事都很支持我，所以在我这个人生阶段失去乳房不应该是个很大的损失。至少，理性是这么告诉我的，可是我一旦感性起来就不这么想了。

这几个问题一直萦绕在我心头：我真的必须这样做吗？用失去两只乳房的代价换来癌症的治愈和心安真的值得吗？我真的能接受这样吗？

徒步旅行的第三天，我努力让自己变得理性。就在这时，突然想起差不多 10 年前接到的一通紧急电话。

那天我工作又忙又累，接手了好几起复杂的病例，快下班时还剩下最后几个患者。当时我在和一位 55 岁的长期患者聊天，她是 5 年前得的乳腺癌，治疗效果还不错。她正跟我说家里人的一些情况：她女儿刚被心仪的大学录取了，她的家里人都过得很好。经过 5 年的治疗，她已经慢慢地不再把乳腺癌当回事了。作为肿瘤医生，我最喜欢的一个时刻就是当我了解患者生活的时候，尤其是在她们被诊断为癌症一段时间以后，发现她们的生活已基本恢复正常。

突然，我的手机开始振动，来电显示是陌生号码。我怕这是个重要电话，就走出去拨了过去。"喂？"电话那头是一位在私立医院工作的同行伯顿（Burton）医生，他听起来有些激动。

"帕梅拉，我女儿刚被诊断为乳腺癌。我们能过去跟你谈谈吗？"他有些颤抖地说。我跟他不是很熟，但我看过他的履历，印象中他的年纪跟我差不多，所以我意识到他女儿一定很年轻，很可能就是上大学的年纪。

我调出自己的日程表。

"当然，我很乐意跟你女儿见面。今天是周二，我下次出诊是周四——你女儿的时间可以吗？"

"我们已经在去你医院的路上了。我们能现在就跟你见面吗，就今天晚上？"伯顿问道，他的语气非常焦急，"我女儿完全蒙了。"

一想到一个焦虑的父亲带着他那受到惊吓的女儿疾驰在繁忙的佛罗里达高速公路上，我立刻心软了。我看看手表，当时是下午5点。"当然，我安排一下，今天就见你们。"

我回去继续工作，看完了我的最后一位病人。她离开时说："再次感谢你为我做的这一切，尤其是你从未动摇过对我的支持，我才得以渡过这个难关。"我听了感到很欣慰。然后她提醒我说："我仍记得5年前你告诉我，我们很快就会讨论女儿申请大学的事时，我感到多么安慰。"

我刚要写完最后一份病历时，医务助理把伯顿医生和妮可（Nicole）带了进来。尽管我和伯顿医生有一些共同的患者，但我们从来没有见过面。看妮可的病历时，我发现她刚满 26 岁。她很苗条，头发是棕色的，很有光泽。她看起来像是个无忧无虑的大学生，不像是一个应该出现在我门诊的病人。她全身散发着忧虑与不安。

我们在检查室坐定后，我像接待每位新患者那样抓起一张纸问她："请从头告诉我，这是怎么发生的？"

她的父亲开始说起来，但我的关注点一直在妮可身上。我鼓励地对她说："我想听你自己说。"

她告诉我，她先是感到乳房疼，那种疼更像是种刺痛。起初没什么感觉，她也不确定该怎么做，但是几周以后，她能摸到一个明显的肿块。然后她就把这件事告诉了她父亲。那时她正好在家过暑假。

"那你的皮肤有没有什么变化？脱皮、红肿之类的皮肤变化或乳头变化？"

妮可摇摇头，惊恐地看着她父亲。

她父亲又开始说起来，他承认一开始带她去做检查时，他并没有想到这会是个如此严重的问题。但因为这是他自己的女儿，而且很明显她很害怕，所以他请办公室的一位外科医生同事给她做了乳房活检。今天活检结果出来了，切片显示阳性。

他把检查报告递给我——浸润性导管癌（Invasive Ductal

Carcinoma），低分化，3 级，雌激素受体和孕酮受体阳性，人类表皮生长因子受体 2（HER2）阳性——很明显，这是个浸润性肿瘤。

看完报告，我发现妮可的肿瘤并没有在乳腺 X 光检查中发现——这并不奇怪，因为她年纪很轻。她做了乳腺 B 超，发现右侧乳房有处直径 2.8 厘米的病变，而且有可能伴有淋巴结肿大。

"我的情况真的那么糟糕吗？"妮可问道，她想要从我的表情中寻求安慰。

事实确实如此。

对于一名肿瘤医生来说，即便很有经验，这种场景也是从医生涯中最艰难的时刻之一。每次患者被检查出乳腺癌，医生都会感到难过和同情。这次看到这么年轻的女孩就得了这种病，我更觉心痛和忧虑。我打起精神，温柔地笑了笑。

"这并不是我们处理不了的问题。咱们再来谈谈具体的细节吧。"我问了妮可一些有关乳房健康的问题。妮可说第一次发现肿块是在大约 6 ～ 8 周以前，说这话的时候她几乎是在向父亲道歉。只是一侧乳房上有肿块，她不觉得是什么事，也不想让自己看起来像个疑病患者。

她父亲想要说些什么，但我静静地打断了他。"没关系的。我们大部分患者一开始都不会往乳腺癌的方向去想，你这个年纪的人就更不会了。"

然后我们聊到了她的其他家庭成员。她母亲和母亲家族的人都很健康，据妮可了解，她母亲那边的亲戚没有人得过乳腺癌，也没得过其他癌症。

我看着伯顿医生问他："你的家族有人得过癌症吗？"

伯顿摇了摇头。他母亲身体很好，而且他母亲家族也没有人得过乳腺癌或年纪轻轻就去世。

"那你父亲呢？"我问道。

伯顿的父亲死于胃癌，但他是 70 多岁才得的胃癌，而且是他兄弟姐妹中唯一一个得癌症的人。我在梳理妮可的家族史，看她的肿瘤是否属于遗传性癌症，比如家族中是否有可遗传的 BRCA 基因（乳腺癌易感基因）等。

伯顿看着我问："你不会是觉得……"他已经知道我想要说什么了。

"妮可，因为你实在是太年轻了，所以你有可能得的是遗传性癌症。在你这个年纪得乳腺癌的人中有大约 30% 的人身上携带遗传性的基因突变。这就是我为什么要问你家里人情况的原因。"我说道，把妮可拉回正题。她疑惑地看着她父亲。

伯顿继续说："会不会更有可能她得的是三阳性乳腺癌这种更常见的遗传性癌症？她的癌细胞的雌激素受体呈阳性，

HER2 也呈阳性。"

"BRCA1 基因突变导致的乳腺癌的确是这种情况，但不是所有的遗传性乳腺癌都这样，"我若有所思地回答，然后又补充说，"我们还是做个基因检测吧，看她是否携带遗传性基因突变，这个主要是检测 BRCA 基因和 p53 基因。没有很强的家族患病史，又是雌激素受体阳性的肿瘤细胞，这看起来更有可能是 BRCA2 基因突变导致的乳腺癌。"

尽管不是那么常见，但与 BRCA2 基因突变相关的肿瘤还是有可能出现在年轻女性身上。我遇到的最年轻的携带 BRCA2 基因突变的乳腺癌患者只有 21 岁。乳腺癌并不是不会发生在年轻人身上，只是比较少见罢了。而且如果基因突变是从父亲那儿继承的，则经常会出现家里没有其他人得癌症，或者甚至是隔辈人中才有癌症患者的情况。

但不管怎么说，目前最重要的是，我们需要控制住妮可病情的发展。

我让伯顿医生先出去，给她做了个检查，然后又问了一些问题——我知道这些问题是这个法学院学生的父亲无须听到的。

她的乳房皮肤和乳头都完全正常，这是一个好现象，但检查时，我能很明显地摸到乳房内的肿块。腋下仅摸到两个小的淋巴结。其他方面的检查完全正常。整个检查过程中妮可一直很安静。

我把伯顿医生叫进来后，妮可指着病理报告上的"高级别，低分化"这些字，问这是否意味着这是恶性肿瘤，又问我能确定癌症已经扩散了吗，她需要做化疗吗？

"咱们得一步步来。"我说，"根据你肿瘤的大小，以及有可能已经扩散到淋巴结这一情况，你得的是二期乳腺癌，意思是能治愈，但是需要接受治疗。治疗乳腺癌有很多方式，这取决于癌细胞中是否有雌激素受体、孕酮受体和 HER2 的表达。HER2 是人类表皮生长因子受体 2 的简称，这是一种在癌细胞表面表达的受体蛋白激酶（Receptor Kinase）。因为你实在太年轻了，乳腺 X 光检查也没发现肿瘤，我想给你双侧乳房都做个磁共振成像，看看有肿瘤的那侧乳房的其他地方，还有另一侧乳房内是否也有肿瘤。"

"只要能治好，我愿意做任何治疗，就算是化疗也无所谓！"妮可打断我说。

"首先最重要的是，"我用镇定的口吻说，"你要知道你是能战胜癌症的。一旦治愈，你的生活就会恢复正常。治疗的主要目标就是确保癌症不会继续发展并扩散到其他器官。乳腺癌只有转移并占领重要脏器时才会致命。因此对乳腺癌的治疗主要包括两大部分：我们需要把肿瘤从乳腺中切除，并清除你体内任何可能已经扩散的肿瘤细胞。"

妮可本能地握紧了拳头，她随后问："你认为我的癌细胞已经扩散了吗？"她无辜的脸上写满了不安，她开始意识到情况的严重性。

我很希望自己能够自信地告诉她并没有扩散，让她放心，但我只能尽可能温柔地说："CT 或者 PET/CT 扫描能看出来身体其他部位是否有肿瘤，但是只有肿瘤足够大时才会被发现。而且这种扫描无法告诉我们是否有肿瘤细胞已经扩散出去，藏在身体的某个角落。"

妮可沉默了一下，然后焦急地问："那你们怎么判断癌细胞是否已扩散呢？"

这个问题正是辅助治疗的基础——这是癌症治疗中最难理解的那一部分。我们确实无法得知哪位患者的癌细胞已经扩散。我并不是在回避这个问题。我们和任何一位患者都只能谈各种可能性。

比如，如果我要估测妮可这种二期乳腺癌复发的风险，我只能告诉她，这种情况下癌症扩散的可能性有多大。根据多年来对临床表现与妮可相似的女性的研究，我知道在妮可见到我时，癌症已经有至少 60％的几率发生了扩散。也就是说，在未来 10 年，类似患者中会有 60％的人出现癌症转移的情况。但这也意味着有 40％的患者没有出现癌症扩散的情况，也永远不会再出现癌症扩散，即使她们不再接受任何进一步的辅助治疗。

妮可真的很想知道她的癌症是否已经扩散。可是我没有办法告诉面前的她，她是属于那 60％的会发生癌症转移的人还是那 40％的不会发生转移的人。

大部分患者刚得知自己得癌症的消息时，她们关注的往往都是自己能否活下去。所以要和她们讨论辅助治疗的好处，其实是很复杂的，而且她们也很难理解。尽管妮可有 40％的可能不需要做化疗，但我不能冒险，因为她还有 60％的可能会发生癌症转移。我不想错失这个治愈她并阻止她的病情恶化为转移性癌症的机会。

我们所能做的就是使用复杂的计算公式。我能估算出辅助治疗对妮可的好处。但是还有一个变量，它让这个运算更复杂：辅助疗法并非对每个人都有效——它只对 50％～ 70％的患者有效。

回到刚才那个有 60％复发率的 100 位女患者的假设：她们中的 40 位不需要做化疗，她们的癌症不会扩散。而对于那 60 位需要做化疗以预防癌症复发的患者，化疗能使其中 40 位在未来 10 年不会复发癌症。这意味着，化疗在剩下的那 20 位患者身上起不了作用。因此，从数学角度来讲，这100位患者中只有35%的人需要做化疗并从中受益。

在妮可这个案例中，因为她的风险很高，所以接受辅助治疗的好处还是很明显的。只是对于那些肿瘤很小、转化为转移性癌症的风险也很小的患者来说，接受化疗是一个比较艰难的决定，毕竟只有极少一部分患者才会真正需要化疗并从中受益。

提到化疗，既然我们不能出错，不能错失治愈病人的良机，我们就要花很多精力来鉴定哪些患者有复发风险，哪些患者需要这项治疗。我们还要花费更多的精力来寻找更好的治疗方案来替代现在的化疗，提高治疗效果，并降低它的毒性。

就在我解释辅助治疗的目标和挑战时，伯顿医生插嘴说："既然她得的是三阳性乳腺癌，那我们就可以用很多不同的方法来治疗！"

"谢天谢地，我得的不是三阴性乳腺癌。我看很多地方都说三阴性乳腺癌恶性程度特别高。"妮可焦急地补充道。

妮可的肿瘤中也有雌激素受体表达和孕酮受体表达，意味着雌激素和孕酮这两种激素能促进她体内肿瘤的生长。在所有类型的肿瘤中，大约有65%呈雌激素受体阳性，大约25%有HER2表达。HER2是表皮生长因子受体家族的一员，这种蛋白质能加速肿瘤的生长。所以HER2阳性的肿瘤恶性程度更高，因为 HER2 过表达会使肿瘤的生长变得不可控制。

只有约 10%～15% 的乳腺癌是三阳性乳腺癌，这种乳腺癌中 HER2、雌激素受体和孕酮受体都表达，也有 10%～15% 的乳腺癌患者的肿瘤细胞中这三种受体都不表达。

实际上，在乳腺癌患者社会支持团体中，大家都非常惧怕三阴性乳腺癌。几乎所有三阴性乳腺癌患者都听说过这种乳腺癌的恐怖之处，认为自己没救了。其实这是一种片面的认知。三阴性乳腺癌的一些亚型，如基底样三阴性乳腺癌（Basal-type Triple Negative Tumors）恶性程度的确很高，这种类型的乳腺癌在年轻的非裔美国女性和 BRCA 基因携带者身上更常见。更奇怪的是，肥胖的年轻女性得三阴性乳腺癌的几率貌似更高。

妮可问："但我这种三阳性乳腺癌真的就是个好消息吗？"

肿瘤扩散的可能性是受多种因素影响的，某些类型的肿瘤扩散的可能性会大得多。但是对于什么才算一个"好"肿瘤，有各种准确的和不准确的观点。从一个肿瘤医生的角度，肿瘤根本没有什么好坏之分，我们的目标是治愈肿瘤，阻止其扩散。比方说，一个肿瘤恶性程度很高，但治疗对它很有效，而且这个肿瘤能够被完全切除，相比之下，如果一个肿瘤恶性程度不高，是低级别肿瘤，但能不断生长并且治疗对其无效，那么前者就比后者要好得多。即使某个肿瘤长得很慢，但它在某个节点也会引发大灾难。

癌症转移的风险和预防这种风险的治疗方法受这三种最常检测的受体表达的高度影响：雌激素受体，孕酮受体和 HER2。雌激素受体和孕酮受体属于激素家族，HER2 属于表皮生长因子家族，其受体位于细胞表面。乳腺癌细胞中的 HER2 过表达会使癌细胞的增长变得不可控。女性体内过量的雌激素和孕酮，无论是自体产生的，还是药物或保健品导致的，都会刺激雌激素受体阳性肿瘤的生长。

但是我们还不知道导致正常细胞发生癌变并加剧其生长的很多其他因素。在乳腺癌细胞中，这三种受体的表达对患者的最终结果有着强烈的影响，治疗方式的选择也与这三种受体的表达直接相关。妮可的检测结果显示三阳性，那就意味着她的肿瘤细胞中雌激素受体、孕酮受体和 HER2 均有表达，这给了我们更多的选择来具体针对这些受体进行治疗。

"我们需要做 21 基因复发评分（Oncotype DX）吗？"伯顿医生问，"也许检测表明她的肿瘤恶性程度不高，不需要做化疗呢？"我平静地看着他。他继续说："我知道这种检测不是针对 HER2 阳性肿瘤患者的。""不需要，那对她没用。"我说。

伯顿医生提到的这个检测是我们现在对雌激素受体阳性乳腺癌患者做的一项常规检测。这类的基因检测有 21 基因复发评分、70- 基因标记检测（Mamma Print）和 PAM50 基因检测（很快还会有其他的）。它们通过检测肿瘤细胞中表达的多个基因来判断该肿瘤是否为恶性，以及是否需要做化疗。

肿瘤样本中这些基因的表达式能区别哪些肿瘤是恶性的，哪些是不需要做化疗的。这类基因组检测的主要作用是帮我们判定某位女性患者是否真的既需要化疗又需要激素疗法。现在我们认为肿瘤的基因表达式要比患者年龄、肿瘤大小甚至是否扩散至 3 个淋巴结这些因素都重要。因此，即使一位年轻女性患者的肿瘤比较大，又有阳性淋巴结，只要基因检测断定她的肿瘤是低风险，她就可以不用做化疗。

所以，妮可的父亲问我是否要让她做个 21 基因复发评分，是有一定道理的。因为妮可的肿瘤中雌激素受体呈阳性，但是她的肿瘤同时也是 HER2 阳性，这样的检测就不合适了——肿瘤中 HER2 表达，这一点胜过任何检测，它意味着需要先做 HER2 靶向治疗（HER2-targeting Therapy），然后再进行其他治疗以减少雌激素对肿瘤的供应。

很明显，要消化所有这些对他们父女两人来说都很困难。我们的谈话快结束时，我已经很难按自己所希望的那样跟他们详细解释化疗的原则了，因为时间不够用了。

化疗的原则基于这一事实：癌细胞的分裂速度快于正常的

细胞。尽管癌细胞的生长可能会失控，但它们的复制还是会遵循一个精细控制的生物流程，即每个细胞都会分裂成两个完全相同的子细胞。在一个细胞分裂成两个子细胞之前，DNA 要完成复制。现在的许多化疗就是干预这些流程，阻止癌细胞分裂或者直接摧毁癌细胞。更新的临床研究表明携带 BRCA 基因突变的女性对能损伤 DNA 的药物尤其敏感，因为含缺陷基因 BRCA 的肿瘤无法轻易修复化疗带来的损伤。因此大部分三阴性乳腺癌患者都需要检测是否携带 BRCA 基因突变。

为了治病，你甘愿终身不孕吗？

对于乳腺癌一期到三期，主要有三种化疗方式。快速分裂的肿瘤细胞非常依赖完整有效的细胞分裂，因此我们很容易看到化疗可能在杀死这类肿瘤细胞方面很有效。可是，我们全身的许多部位都发生着规律的快速的细胞分裂——如头发，血液，胃黏膜和肠内壁，以及许多其他脏器（比如心脏），还有神经——这就解释了为什么化疗的副作用通常是大范围的并且很难应对。化疗甚至还有可能对心脏和神经造成损伤。

如果肿瘤是恶性的，那么不论患者年龄多大，只要能忍受这些副作用，都要做化疗。我记得我最年长的接受化疗的患者是位精神矍铄的 85 岁老太太，她几乎没有经历副作用。

很多三阴性乳腺癌患者的化疗效果很好，她们的肿瘤就那样消失了。如果三阴性乳腺癌患者的肿瘤较大，化疗效果又很好的话，肿瘤很可能不会再复发。此外，三阴性乳腺癌患者的全部治疗大约 4 个月就能完成，而 HER2 阳性或雌激素抗体阳性的乳腺癌患者的治疗流程可能要长得多。

当妮可问我她的治疗什么时候能做完，并补充说她愿意接受任何治疗包括化疗时，我都不忍心告诉她，从长远来看，化疗很可能是所有必要治疗中最可控的一个。她还需要接受长达一年的 HER2 靶向治疗，然后是 5 ～ 10 年的激素治疗（亦称内分泌治疗）。HER2 阳性的肿瘤恶性程度很高，在 HER2 靶向治疗出现之前，这种肿瘤特别不好治。

1987 年，科学家们发现大约 20％的肿瘤细胞表面都会表达一种能使这些肿瘤细胞生长失控的蛋白质，之后科学家们很快投入大量精力去寻找一种能针对这种蛋白质的药物。不到 10 年的时间，第一例 HER2 靶向单克隆抗体（Monoclonal Antibody–targeting HER2）：曲妥珠单抗（Trastuzumab，亦称赫赛汀 [Herceptin]）被研制出来，而且经检测表现出了良好的发展前景。1996 年，我担任肿瘤学研究员时，我们招募了第一批患者进行曲妥珠单抗的临床试验。

实验结果很明显，这种药效果很好，对很多 HER2 阳性转移性乳腺癌患者有长期疗效。当年我们在奥兰多的全国肿瘤大会上，向与会者展示了曲妥珠单抗应用于乳腺癌一期到三期的化疗中所取得的显著疗效，当时的兴奋感我现在都还记得。

自那以后，这种药物拯救了更多 HER2 阳性乳腺癌患者的生命，后来又有几种 HER2 靶向药物被批准使用了。最近被批准的是一种口服而非静脉注射的药物（实际上在这种药物还处于初步研究阶段时，我的一个患者就成为首批接受该药治疗的患者之一）。这位患者将近 50 岁，患有 HER2 阳性转移性乳腺癌。接受临床试验之前，她已被告知仅剩 3 个月的生命了。她养了 20 多条狗，她说自己最放心不下的是那些可爱的狗，其中包括一只名叫帕梅拉的珍贵指示犬。她指着我的胸牌说这有可能是个奇迹，之后的几年她和帕梅拉又赢得了多个奖项。

一般患者的身体都能接受 HER2 靶向治疗，但妮可的肿瘤是雌激素受体阳性。雌激素会刺激她体内肿瘤的生长。激素治疗的目标是切断雌激素对肿瘤的供给。这个目标只能通过两种方式实现：一是阻断细胞内与雌激素结合的受体蛋白质，或是抑制体内雌激素的生成。早在 100 多年前，通过抑制雌激素治疗肿瘤的好处就已经被描述得很清楚了。

1896 年，乔治·比特森（George Beatson）在一项报告中称一位患大面积乳腺癌的病人在切掉卵巢后病情有所缓解。对于绝经前期的女性患者而言，切除卵巢仍是治疗乳腺癌常用的有效手段。另一种方法是用药物关闭卵巢。他莫昔芬不仅是一种选择性雌激素受体调节剂（Selective Estrogen Receptor Modulator），还被很多年轻女性用于长期激素治疗。他莫昔芬的引进是抗癌领域最重要的医学突破之一。它本是作为一种避孕药被研发的，但很失败，因为在初步研究阶段就有几位女性受试者怀孕了。尽管非常罕见，但它仍然被用作生育药物。

芳香酶抑制剂（Aromatase Inhibitor），比如阿那曲唑（Anastrozole）、来曲唑（Letrozole）和依西美坦(Exemestane)等这些抑制人体生成雌激素的药物，一直是绝经后期的女性乳腺癌患者的主要选择。尽管一开始激素治疗被认为可以在 5 年内完成，但现在患者们都被要求进行 7—10 年的激素治疗——要想清除病人体内的雌激素需要好多年。

妮可才 26 岁，还没结婚就要踏上与病魔抗争的漫漫长路。尽管我知道她会恢复得很好，但我还是要为她的将来作打算，需要确保在未来的某个人生节点上，她还能怀孕生子。我不确定当她说她愿意接受任何治疗的时候是否真正清楚她可能要付出的代价。

对于妮可这种还没从被诊断为高风险乳腺癌的打击中恢复过来的患者，一般不大可能跟她谈生孩子这件事。然而，不提这件事是很多病人和肿瘤医生常犯的错误。这些年来，我给无数跟妮可有同样状况的患者做过咨询。对她们而言，在性命攸关之时，保留生育能力似乎是件不相干的事情。很多次我都听到她们说："那个现在不重要！"但是我们知道，5年以后，很多人会为当初的选择后悔不已。

因为我们必须要抑制妮可的卵巢功能，给她做化疗，所以她有终身不孕的风险。如果现在不处理这个问题，她的生育能力可能会丧失且不可逆转——但是这个损失是不必要的。所以尽管妮可迫不及待地要开始做化疗，我还是要安排她看一下生育专家。我知道我们还有时间。大部分癌症患者都会有种紧迫感，但乳腺癌的化疗不像白血病（Leukemia）的化疗那样迫切需要尽早开始。乳腺癌化疗之前总应该有3～4周的时间来保留患者的生育能力。对于妮可这种情况，她需要在这段时间里去做乳腺磁共振成像、CT扫描以及基因检测。

化疗损伤卵巢和卵子的风险并不是患者治疗后生育孩子的唯一潜在的复杂因素。即使化疗时卵巢未受到损伤，在之后的10年里雌激素也会逐渐衰退，卵巢会自动关闭。在这种情况下，即使是很年轻的女性，也会丧失她的自然生育能力——自然生育能力在35岁后会急剧下降。限制女性生育的是卵巢年龄而非子宫年龄。不过有了冻卵和冷冻胚胎后，时间不再是问题。

使用冷冻的胚胎可以在任何年龄怀孕，也可以找人代孕。

年轻女性在做化疗前可以有多种选择来保留生育能力。其中一个方式就是刺激卵巢，以化学方式催熟更多卵子。然后我们会采集卵子并使用一种成熟的技术将它们冷冻（冷冻保存）起来。在我从业早期，要是想确保这种方法成功，还需要这些女性有性伴侣，因为只有受精卵才能存活。可是如今新的冷冻技术使得未受精的卵子也能保存了。

这个过程花费不菲，需要强化干预以及对时机的准确把控。病人一般是在经期第二天或第三天开始促排卵，在 10 ～ 14 天后采集卵子。对乳腺癌患者实施促排卵可用他莫昔芬或来曲唑来安全地进行，用这种方法通常能得到好几个成熟卵子。医生会通过一次小手术来采集这些卵子，然后将它们立即冷冻起来。由于这个过程中的时间节点至关重要，这意味着化疗要晚些开始。所以一旦患者被诊断为需要用化疗来治愈的癌症，就很有必要开始考虑保留生育能力的问题了。尽管这些年技术有了很大的提高，但对于很多患者而言，卵子采集和卵子冷冻一直都是较为困难的。部分原因是存储卵子的成本很高，而且保险公司又无法及时给付保险金。

另一种保留卵巢功能的方式是在化疗期间抑制卵巢功能。这种方法是希望用药物引起暂时性停经，这样卵巢就能免遭化疗可能带来的伤害。这种方式更有争议性，也没有冻卵有效，而且不适合妮可这种雌激素受体阳性的乳腺癌患者。

我看了看窗外，天已经黑了。我们的谈话临近结束时，妮可已经开始在椅子上不舒服地扭动起来。她看上去不仅很不安，而且一副完全心力交瘁的样子。大部分患者被诊断为乳腺癌后第一次来我这儿就诊时，过程总是令人精疲力竭。妮可在这样的年纪得了这种病，让我们所有人都感到痛心。

尽管她父亲还有很多治疗方面的细节要问我，但我打断了他，对妮可说："你今天还有什么要紧的问题要问我吗？我知道你需要理解和消化的东西太多了，但我还是要给你预约一个加急的生殖内分泌专家号，让你再做个乳腺磁共振成像。我觉得你应该一周以后再来，我们那时会定下最终治疗方案。"说完，我给了她一个拥抱。

"你觉得接下来的一周你可以吗？"她跟她父亲离开之前，我这样问。这是个礼节性的问题，我也不会再问，因为我知道接下来的日子对她来说不会好过，即使我有时间回答她的全部问题。

妮可的检查结果出来后，我们得知她的确携带 BRCA2 基因突变。尽管乳腺磁共振成像显示她另外一侧乳腺没有异常，但在发生癌变的那侧乳腺内却发现在离最初发现的肿瘤 5～6 厘米的地方还有一处病变，而且有两个淋巴结出现了肿大——这些都是癌变。正如她担心的那样，癌症已经扩散到了淋巴结。

为了达到手术前先缩小肿瘤的目的，我们先做了化疗。因为妮可携带 BRCA2 基因突变，我们又讨论了双侧乳房切除术的可能。

几天后，我接到伯顿医生的电话，他想跟我谈谈给他那年轻漂亮的女儿做双侧乳房切除术的必要性。他听上去很沮丧，很明显，他为女儿未来要面对那么多的不确定性而感到痛苦。她会怎么面对化疗？怎么面对这些手术，以及死于这种癌症的恐惧？最重要的是，她这个年纪做了双侧乳房切除术，以后该怎么谈婚论嫁？

这一连串问题让我有些局促不安。那时候我已经对他有了更深入的了解，我知道他问这些问题不是因为粗鲁，而是因为他太伤心了。

我试着安慰他说："妮可又美丽又善良。任何一个爱她的人都不会在意这些的。而那些介意的人也不大可能去爱她。生命里没有这种人的存在，她反而会过得更好。"

我的回答不仅出于自己天生的乐观，还源于我的经验。我见证过很多病人以异常镇定的心态熬过了漫长的治疗和大手术并战胜癌症的经历。我知道妮可会从容地接受这一切。一开始会很难，但之后这种心态会显得弥足珍贵，意义深远。

现在，距我接到伯顿医生电话的那一晚已经过去了十多年。妮可现在是一名成功的律师，她婚姻幸福，还有两个可爱的孩子。她的丈夫很优秀，也很支持她。我后来在一次会议的午餐期间见到了她。我面前的她是一位泰然自若、有着充实生活的成熟女性，没有人会想到她曾经历过一段那么恐怖的时光。

我问她是否想谈谈治疗癌症时的那段日子。她往后靠在椅背上，喝了口水，然后用镇定的语气开始说道：

如果我没有记错的话，治疗计划是在各种检查结果出来以后逐渐明朗的。我一开始得知自己要做化疗时，立马想到了不停地呕吐、恶心、掉发的场景，我当时吓坏了。我感觉被自己的身体背叛了……毕竟，所有该做的我都做了，包括健康饮食，从十几岁开始就热爱锻炼。我不明白自己为什么会得这种病。我在想是不是自己做出哪些改变后就能避免这种命运的发生。见了你之后，我接受了要做化疗的事实，我知道这个没有讨价还价的余地，于是我开始为那些恐怖的、未知的治疗过程做思想准备。对于那无可避免的脱发，我感到深深的惋惜，因为头发是我的一个主要的女性特征。与此同时让我难过的是，我将永远失去对自己的健康和幸福的安全感。

等 CT、其他扫描还有基因检测的结果出来后，我记得你跟我说了做乳房切除术的必要性。但我记得你从一开始就直接说了双侧乳房切除术，没有提单侧乳房切除术的可能。得知自己两侧的乳房都要被切除，我特别沮丧。

可是后来当我知道自己可以保留一侧乳房时，我激动地哭了出来。当时的我经历了一连串的精神打击，很快又要接受身体上的损失，所以那个消息就好像是一个我迫切需要的鼓励奖。不过做完第一次化疗后我的态度转变了。那次化疗太恐怖了，做完以后我特别虚弱，以至于我立刻决定要做双侧乳房切除术，因为我再也不想做化疗了，也不想再次得乳腺癌了。

每次做化疗，我都会哭，好像被诊断为乳腺癌那天的各种混乱又回来了。坐在化疗椅上，我有特别多的时间去思考自己的现状。每次做完化疗，我都变得更虚弱，做完 4 轮后，我实在太虚弱、太疲惫了。我问父亲，我是不是快要死了。我还要求他跟我说实话。在那些人生低谷时刻，我开始盼望着做双侧乳房切除术，因为我知道它是彻底击败乳腺癌的决定性一步，它能让我重拾自己的生活。我心理上终于接受了乳房切除术。4 轮化疗做完后，我已经做好接受手术的准备，我的朋友们甚至在手术前夕给我办了个派对来庆祝。最终，我做了这个手术。我记得在术后康复室中醒来后发现房间里只有我一个人。周围特别安静，突然我哭了起来，我为失去两只乳房感到伤心。不论是在意识中还是潜意识中，它们都是决定我女性身份的特质。我同时也为失去了自己的健康和安全感而哭泣，为已成为我生命一部分的那份巨大的恐惧和压力而哭泣。但同时我的眼泪也是宣泄的眼泪，是放松的眼泪，那些致命的杀手终于被清除。在某种程度上，我感觉自己更强大了，因为我给了自己一个继续生活的机会。

当然，我绝不会忘记手术后你宣布我体内的肿瘤都被清除，乳房活检切缘均显示干净的那天——对我来说是一次重生。我特别感激你和我的手术医生，你们不仅治好了我的病，还那么支持我。在我自己都不相信自己的时候你们还那么相信我。你们坚定的信念让我得以活下去，所以才有了今天的我。

她眼里噙满泪水，笑着看着我，我也热泪盈眶。她的话直入我的内心，我也为她终于渡过这个难关而感到深深的骄傲。同时我也明白，她描述的自己的癌症治疗过程代表了太多类似患者的经历。

"要是你妻子的两只乳房都没了，你会怎么想？"

在美丽的马丘比丘，就在我想把思绪拉回旧金山和自己的手术上时，我想起自己当年对伯顿医生说的话。

我的丈夫跟在我身后费力地爬着山。我知道徒步旅行对他来说很难，他不像我那样对锻炼有过度的热情。要是让他窝在沙发上读本好书和在危险的山峰上挥汗如雨之间做个选择，他肯定会毫不犹豫地选择前者。他是一个典范型的教授：思想天马行空，总有新想法。他在大部分领域都是专家，而在那些他不是专家的领域，他肯定也读了足够多的书。

20 年来，我们是朋友，是夫妻，是父母，也是同事，我们忙于兼顾事业和家庭，谁也没有太多的时间去质疑彼此的感情，我们都很珍视对方的感受和幸福。因为我们都是热情高涨的肿瘤医生，所以我们每天都会就各自的治疗思路展开讨论甚至是争论。我特别了解他在癌症治疗和预防方面的想法。在他生病不能出诊时，我能替他给病人看病，也能在别人给他打电话但他不在的情况下替他回答问题。我知道他会给患者提出何种建议，即使我持有不同意见。但是现在，他不是医生，他是我的丈夫。我不知道他会为自己的妻子做何种治疗。

起初，我想得更多。妻子没了两只乳房，他会怎么想？他会介意吗？他有些反对我做这个手术，我一直以为在他看来，我死于乳腺癌的风险很低，所以我想做的这些手术是多余的。但是如果他不是从医学角度考虑，而是因为他无法想象我的乳房被切除的景象呢？

我为自己当时没有考虑他的感受感到既后悔又难过，于是我停下来等他。我们那两个还不到青春期的儿子在我前面开心地边走边聊，他们很可能是在玩"20个问题"的游戏。我女儿牵着我的手。她在8岁的时候就已经是个热爱自然的优秀徒步旅行者了。我让导游把孩子们带到上面稍微远一点的地方，让他们吃点零食。我一边等掉队的丈夫，一边坐在石阶上晃着双脚，抬头看着雾蒙蒙的天空，乌云压得很低。雨刚停，太阳就要出来了，就像我的心情一样。

我看着丈夫沿着死女人山口的台阶往上爬，脑子里萦绕着这些问题。他慢慢地一步一步往上爬，两颊通红，汗水不断地从脸上滴落，身上刚淋过雨的雨衣还没干。

在他马上就要爬到我坐的台阶上时，我脱口问道："要是你妻子的两只乳房都没了，你会怎么想？"

他用一种难以置信的眼神看了我一眼——只有结婚多年的丈夫才会用这样的眼神看着问了一个愚蠢问题的妻子。

"你有吃的吗？"这就是他的回应。

我大声笑了，从包里拿出一块巧克力，然后又递给他水。和世界大事比起来，我的胸对我丈夫来说是不是根本就不算什么？坦白说，自打我们谈恋爱起，所有其他类似的问题，比如"我漂亮吗？"总是会被他忽略。

于是我所有的顾虑都打消了。我站起来，拍拍身上的泥土，跟他一边讨论马丁·路德翻译《圣经》的质量，一边继续往上爬去找孩子们。我知道他不是那种能让我跟他谈论自己感受的人，但他会一直支持我，支持我的感受。

CHAPTER 5

第 5 章
作为医生的"最后一天"

TWISTING FATE

"联合国"家庭

周日一大早，我们从秘鲁返回，那时距离我的手术只剩两天的时间。当天下午，我又开车去机场接我父亲和他的第二任妻子，玛丽埃塔（Marietta）。他们在我被诊断为乳腺癌之前就已经计划好了这次旅程，我实在不想让他们取消计划。我在20多年前就离开了自己的祖国，这些年探亲的时间比较零散也不固定。我可能一年只回家住几天，父亲也会偶尔过来看望我们。通常，父亲和玛丽埃塔会在家中小住几天，然后他们会去其他地方旅行，那些地方远比我们家有意思。我们家里有3个小孩，再加上一个忙碌又疲惫的妈妈，实在是太闹腾了。

我们家庭成员之间的关系总是有点不稳定。我们都不是"壁花型"的人，要在这个天主教信仰、穆斯林信仰、瑞士血统、印度血统相交融的家庭里生活，确实有些不容易。经过 20 多年的磨合，大家已经可以做到和谐相处了，只要我们能避免种族和宗教类的话题——而且我们对守时的看法大相径庭。

我父亲觉得能在我康复期间帮上忙。除了生孩子和运动受轻伤，我从来没有以病人的身份住过院。现在回想起来，我才意识到自己当时太低估这次手术将会对我产生的影响了。我曾经设想过手术后在医院住一宿，然后找个空闲时间我们再聊聊天，散散步。母亲也提出要过来陪我，虽然她和我父亲离婚多年，但两人还是水火不容。诚然，我爱他们，但是把他们凑在一起总有些让人受不了。

回到旧金山的那天早上，我开始有些后悔让他们过来。我会是什么状况？父亲看到我手术后的样子会是什么反应？大家会保持沉默还是对手术的技术细节追根究底？我想到之前我和家人身体出状况的那几次经历。我怀女儿的时候有一次被误诊为心力衰竭，后来搞清楚后我们再也没提过这件事。还有一次我的两个儿子出了车祸，谢天谢地两人都活下来了并且都康复了。还有一次我丈夫髋部骨折。不管出现什么状况，父亲总会用行动对我表示支持，却极少用语言表达。母亲总会向我灌输我能搞定一切的信念。回想起来，我竟不记得自己跟家里人说过自己有什么困难——痛苦或者觉得做什么事有困难之类的。

我那德裔瑞士籍的父亲跟我奶奶没什么不同。在他成长的年代和文化氛围下，个人感情是不会轻易流露的。他从未提起我奶奶的乳腺癌，至少没有跟我说过。我对奶奶当时的感受了解得太少了，她要经历那么恐怖的手术，周围却没有人帮助她、支持她。正想着这些的时候，我收到父亲的短信：飞机已着陆。他们正在机场外等我。

我肯定迟到了。好吧，他见面后的第一句话肯定是批评我没有时间观念。我的确没有继承瑞士人守时的这一特质。我在路边停车的时候，看见父亲正用那双坚定的蓝眼睛考量着我。上车后，他什么也没说，只是观察了下两个方向的车辆，在他觉得安全的时候才让我开车前进。我已经 48 岁了，他还是这样提醒我。回家的路上，玛丽埃塔兴奋地回忆了他们旅途中的种种——她很喜欢旧金山湾区（The Greater Bay Area）的风景，她很开心终于着陆了，等等。父亲一直保持沉默，而我则把精力集中在午后的路况上。后来我们在一家寿司店吃了晚饭，在这期间大家都没怎么聊天。

你是给每个人都发了邀请吗？

第二天是周一，距离我的手术还有一天的时间。趁大家都在睡觉的时候，我轻轻地为他们准备好了早餐，等他们醒来吃。

然后我出发去上班了。

那天我的门诊都约满了。我和自己的团队开了个会，定下了所有临床试验患者的安排，然后去了楼下的乳腺护理中心。我知道接下来的几周自己都不在，所以让门诊接受了超额预约。通常，走廊的墙上会贴出当天出诊大夫的诊室分配安排。手写的纸条上标明了哪位病人在哪间诊室，那些已经看完的病人的名字会用高光笔做标记。

按我以往出诊前的流程，我会站在诊室分配表前，为可能会遇到的、无法预知的事情做好心理和情感准备。我的大部分患者都处于癌症晚期，所以我从来都无法预知当天会遇到什么情况，譬如某种症状的出现或消失，某种并发症的出现，某位患者的肿瘤已经不可控制了，等等。偶尔会有一些好消息——某位患者的 CT 扫描显示治疗对肿瘤有效，或者病情稳定。有可能会有一两位患者过来查看一些检查结果，但她们并没有出现副作用，治疗进展得很顺利。

塔拉已经站在那里等我了。"今天的门诊安排看上去没那么差。"她挤出一个微笑说道。通常她会带着顽皮的笑容用一声轻快的"嗨"跟我打招呼。但是今天，她那长有少许雀斑的脸上满是担心，也不再喋喋不休。

我没有回应她。

"我好难过。"塔拉说道，然后握住我的手。

"因为今天的门诊安排？"我挑了挑眉，打趣道，"你确实应该感到难过。今天的门诊安排太恐怖了，你是给每个人都发了邀请吗？"

"大家都想来看你！"她辩解道。我看得出来，她的紧张感在逐渐消失。

"不，实际上，这很完美。咱们忙起来吧。你不会真以为我今天会坐在家里为自己感到难过吧？而且，请把你那张'我为你感到好难过'的脸收起来！我明天又不是去上刑场。他们会好好照顾我的！"

她做了个鬼脸，悄悄地观察着我的脸，似乎在看我这幅坚不可摧的样子还能撑多久。在过去几年，我们在一起照顾重病患者的过程中已经变成亲密的朋友。塔拉知道我总会努力逗她开心，尤其是在非常困难的时期。我们有很多共同回忆——我们会在离开患者病房后，倚靠在外面的墙上，任由泪水顺着脸颊流下。此刻，我能感受到塔拉对我的关爱和同情，这让我差点没绷住。

但是那个下午，我必须坚强。我要承担起一个富有同情心的、从容的肿瘤医生的责任——在接下来的 5 个小时里看完 14位患者。同样重要的是，我还需要确保每位患者就诊结束后都能充满希望和自信，并坚信她们会没事的。唯有如此，我才能继续说服自己："我也会没事的。"

"走吧。我待会儿再跟你分享这次的马丘比丘之旅。"我说，然后敲了敲第一位病人的病房门，"尤其是你推荐的那位导游！"

在我得乳腺癌之前，我都是以第三人称的角度看待患者和她们的经历，那些都是和我这个医生完全分离的。我只是不动声色地站在她们对面，掌控着她们的命运。那个下午，我意识到她们的故事即将成为，并且正在成为我自己的故事。不知道是因为运气差，还是因为那个隔在患者和医生之间的保护盾正逐渐消失，我那天下午看的每位患者都有一个复杂而富有挑战性的故事。

我为好几个人的情况感到深深的担忧。有一位 35 岁的律师，4 年前她第一次来看病时只有一个小肿瘤，得的只是乳腺导管原位癌。不可思议的是，她的肿瘤竟然转移并且扩散到肝脏和肺部。她有 3 个孩子，尽管化疗让她感到无尽的恶心和疲惫，但她仍然试图对 3 个还不到青春期的孩子隐瞒她得癌症的事情。还有一位 60 岁的护士，她切除淋巴结后，手臂严重肿胀，这让她的日常活动愈发困难。还有我的高中老师，激素治疗让她变得喜怒无常又抑郁，头发也日渐稀少，这让她觉得自己很不堪。

那天下午，随着时间的流逝，我开始好奇那些患癌期间仍能维持正常生活，轻轻松松做完化疗，而且化疗对她们几乎没有产生任何副作用的患者都在哪里。几乎每个乳腺癌门诊都会遇到这样的病人。那天，我听了每位患者默默忍受长期痛苦的经历，我开始想象自己的乳腺癌会是什么样子。直到那时，我还没有任何身体上的症状，也没有想过自己可能会觉得恶心。这些想法很可能被我的大脑过滤掉了。我越来越为这些患者感到难过，也为自己感到难过。

我再次尝试用已有的统计学知识安慰自己。她们的故事不会发生在我身上，我宽慰自己。我的情况与她们不同：我的肿瘤更小，还处于 0 期，我的希望更大。我会通过接受手术来结束这一切。

这一切都值得吗，在我这个年纪？

后来我准备走进一位患者的房间，这位患者我有段时间没见了。她一直在看当地的一名肿瘤医生，只是偶尔来我这里就诊。塔拉是先进去的，她走出来时我正要进去，但她看起来很慌乱。她招手让我跟她走进一个没人的房间，然后关上了门。

"怎么了？"我边问边回忆这位患者最后一次来我这儿就诊时的情况。塔拉一贯镇定，她轻易不会乱了分寸。

"我不知道！"她边说边惊慌失措地摇头，然后她跟我解释说史密斯（Smith）女士基本上是把她赶了出来，只要求见我。

在过去的 3 年中，她们两人讨论过治疗流程。史密斯女士一直在接受激素治疗，而且进展很好。但这次塔拉想按流程给她做检查时，她特别抵触，直接拒绝了。她告诉塔拉，她只允许我给她做检查。

我往后靠了一会儿，想了想这是种什么情况。塔拉不是那种会让患者反感的人。"我很同情你，但史密斯女士肯定是遇到了什么状况才会这样。咱们一起去看看到底是怎么回事好吗？"我安慰地说。

我走进史密斯女士所在的房间，发现她正充满戒备地坐在检查台上，两条胳膊交叉抱在胸前。我走过去，跟她打了招呼，然后给了她一个拥抱。这是我一贯的做法。

"你怎么样？"我问她，"好久没见你了。"

从当地肿瘤医生的病历记录来看，她的进展还算顺利。一开始，她的肿瘤直径超过了 5 厘米，而且已经扩散至 6 个淋巴结，属于三期乳腺癌。三期的肿瘤，或者已经扩散到几个淋巴结的肿瘤，更容易复发或者转移。这类患者在术后都需要接受高能量的放疗，不管他们之前做的是乳房肿瘤切除术还是乳房切除术。做放疗时，放射线覆盖的范围包括乳腺组织下方的大部分区域、腋下及锁骨上方区域，目的是杀死一切有可能残留的肿瘤细胞。史密斯女士的手术早在 4 年前就做完了，也完成了化疗和放疗，现在正接受激素治疗。我知道她对激素治疗的耐受度很好，她已经回到工作岗位。她所有的乳腺 X 光检查和磁共振成像检查结果都正常，没有任何迹象表明她的肿瘤复发了或者扩散至其他器官。

"从癌症的角度来看，你现在的情况很好。但我看你今天情绪特别低落。我可以帮你做些什么呢？"

史密斯女士变得更沮丧了，隔了一会儿才开始回答我。她抬头看着我，肩膀耷了起来。

"我上一次见你时，刚做完乳房切除术，也完成了化疗，放疗也进展了一部分。"她说，她的声音有些犹豫，"我本以为进展得很顺利，就是放疗让我特别累，而且我的皮肤都烤红了。"

大部分患者都会经历这两种副作用。通常患者的皮肤会变成深红色然后开始蜕皮，但放疗一旦结束情况会好转很多。根据患者的身体情况，放疗通常要持续 4 ～ 6 周，每周做 5 天。

可是这样会存在一个很大的问题——如果患者做了放疗，那么乳房再造就变得更加复杂。我问她是否能给她做检查时就已经预料会发现什么了。她敞开衣服后，塔拉和我立刻明白了她为什么会如此痛苦。

我跟塔拉相互望了一眼,然后尽最大努力保持面无表情。

在她原来左侧乳房的位置横跨着一条很宽的、参差不齐的伤疤。伤疤旁边的皮肤呈苍白色,紧绷在肋骨上方。她的左侧肩膀都被拉下来了,胳膊紧贴着胸口。我后来又注意到连她的脖子都是紧绷的。

史密斯说她用假体做了乳房再造,起初手术似乎很成功,她的身体也在恢复。可是很快,化疗损伤了皮肤。她的皮肤变薄了,也失去了弹性。她告诉我们她的假体基本上已经紧贴在她的胸壁上了。她实在是太难受了,所以医生不得不把假体取了出来。这块区域又感染了,花了好几个月的时间才恢复——所以到最后,她的乳房再造失败了,只留下了一道伤疤。

因为我们之前的关注点主要在当地的肿瘤医生写的病例记录上,并没有看整形外科医生的病例记录,所以完全忽略了她病史中的这一部分。我突然感到有些不安,我们在医学领域的高度专业性有时反而让我们的视野变窄到无视真相的地步。

"那你有没有再回去看整形外科医生?"我边问边揣测着她的答案。

"没有,我就是做不到。我知道,医院给我打过好几次电话要我再去看看……"她的声音逐渐低了下去,还带有一丝歉意。

我握住她的手说:"好,那咱们就再看一次整形外科医生吧!"

她用怀疑的眼神看着我。"为什么？我觉得我没法再遭一次罪了。"

"很不幸，你这种情况并不少见。放疗会让乳房再造变得更为复杂，因为植入失败和感染的风险增大。通常只有经过几个月后我们才能知道愈合不良和伤疤给植入体带来了负面影响。"这时我意识到自己又回到了医生的口吻，于是我又给了她一条建议："再回去做一次植入可能会比较困难，但是你可以选择不用假体，而是使用自己的身体组织——腹壁下动脉穿支皮瓣或肌瓣。"

我看她的脸变得更惨白了，但还是继续说："我知道这意味着要多做几次手术，挺可怕的，但是我们有很多办法让这个过程变得好受一些！"

"你真的认为这一切都值得吗，在我这个年纪？"她已经65岁了。

"当然，"我安慰她，"而且我要让你去看个理疗师，让你那紧绷的肌肉放松一下，并缓解你的颈部疼痛。我猜你颈部的疼痛是最严重的吧。"

"你怎么知道？"她问。

我挤出一个微笑，想象着她这几个月遭受的痛苦，而且她痛苦的原因不是其他，就是恐惧。其实事情本可以没那么糟糕。

118

第 5 章
作为医生的"最后一天"

我刚走出病房，眼泪就涌了上来。这会是我明天以后的命运吗？塔拉一定看出我费了好大的劲才控制住自己。她走到医务助理那边说了一些话，然后在我走进下一位患者房间前，一位医务助理抓住我说输液中心有紧急情况需要我过去，输液中心是患者做化疗的地方。

病人做化疗时会发生过敏反应，要求医生紧急处理的情况并不罕见，我以为这次又是这种情况。我顾不上多问，立刻抓起听诊器，跑着爬了三层楼来到输液中心。路上还在试着回忆我的哪些病人正在接受化疗，哪些可能有过敏反应。

我气喘吁吁地跑进输液中心，护士长给我指了指后面的房间。我冲进去后，没看到任何患者，里面只有卡洛琳（Caroline）一个人。她是我们的一位化疗护士，她一只手端着一杯茶，另一只手拿着一块点心，在那里等着我。我们有为病人准备饼干和小点心，为了帮她们缓解化疗引发的恶心，也为了提高血糖浓度，舒缓心情。

"塔拉告诉我你需要休息一下！"卡洛琳说。

我感动得要哭了。她们的善良和我对自己手术陡增的焦虑让我无法自拔。那一刻，我唯一能想到的事就是逃离——去哪都行，只要离开这里。

几分钟后，阿尔瓦拉多医生从门口探进头来。

"我就是来看看，跟你确认一下咱们明天的手术是按计划进行，对吧？"他问我时脸上带着大男孩般的笑容。

"我无论如何也不会错过这个手术的！"我答道，声音有点颤抖。

阿尔瓦拉多医生看着我说："那好，所以听医生的话，回家睡会儿吧。"

我喝了茶，吃完一块点心后又吃了一块，感觉身体又充满了能量。我又回到门诊去看当天的最后两位患者。在那最后的时刻，我坚持认为一切都还没变。只要我还在以医生的身份工作，我就不必面对自己也是一名患者的事实。

CHAPTER 6

第6章
再见，我的乳房

TWISTING FATE

给乳房拍照留念

周二早上，我必须 8 点就赶到医院。手术前一天午夜后就不允许进食或饮水了。早上跟孩子们道别后，我们就离开了家，并没有告诉他们我当天晚上不会回家。因为我和丈夫经常出差，所以孩子们晚上由互惠生陪着是常有的事。但是不论我在哪里，都会在睡前给女儿打电话，并询问两个儿子的情况。对于这次"出门"，我们还没想好要怎么跟他们说，毕竟我们并不清楚手术结果会怎样。我丈夫用他的爱车沃尔特（Volt）载着我，父亲和玛丽埃塔则开着我的车跟在后面。

走进电梯后，我下意识地按了七楼的按钮，然后才意识到我需要去三楼。我们沿着术前准备大厅走去报到处时，看到薇薇安和我的几个临床试验协调员正在大厅尽头等我。他们都想给我一个拥抱，并祝我好运——也许还想让我在手术前最后签一次字，因为接下来的好几周我都不在。

接受治疗的地方就是自己的工作地点，其中的缺陷在此刻显露无遗。我叹了一口气，我丈夫看了我一眼，好像在说："我就知道会这样。"他一点也不奇怪这会儿居然还有人在等我处理公务。

"真的要这样吗？"他嘟囔道。我看着他，无奈地耸了耸肩。作为结婚多年的肿瘤医生夫妻，我们很清楚，医务工作者的工作永远不知道会在什么时候蹦出来，永远都没有结束的时候。但实际情况是前一天我的工作结束得比较晚，忘了做一些收尾工作，所以我让临床试验协调员的负责人第二天早上在这里等我，让我给几件事情做最后的收尾。像所有患者一样，虽然我的手术安排在中午，但以防万一，我早上 8 点就必须到场。此刻我愿意做任何事情——签好所有文件，甚至是去食堂帮忙，只要别让我干坐在那里惴惴不安地等待。

我恼怒地笑了，告诉大家都沉住气，登记结束后我有大把的时间给他们签字。我走向登记台，切换为患者模式。一位笑容满面的欢快的女士接待了我。她写下我的名字，给我做了登记。她递给我一个写有我的名字和出生日期的塑料手环，然后把我领进一个术前准备房间。她打开一个柜子，拿出一个大的塑料袋，一件病号服，一双袜子，以及一个特别丑的头套。我很庆幸今天早上出门前涂了些睫毛膏，这样就不会被那个头套衬得毫无特征可言了。

"请脱掉所有衣物，摘掉所有首饰，然后把个人物品放到这个袋子里。贵重物品可以交由家人保管。"她的指示不带任何感情，我痛苦地意识到，对于她，乃至大部分医院职工而言，我不过是当天诸多患者中的一位。我开始回想自己平时是否做得足够多，是否给予患者足够的人性化关怀。我立即决定以后一定要在这方面做得更好。

我换上病号服后坐在床边。这时珍妮特走了进来，问我是否拍了照片。

"照片？你是说，万一我……没挺过手术？"我打趣道。

"说什么呢，帕梅拉！我说的是你乳房的照片，这样你日后才能记起它们长什么样啊！"

我困惑地看着她，不确定她是不是在和我开玩笑。的确，我甚至都没有自己婚礼的照片。从某种程度上讲，我和丈夫属于私奔。但我很快意识到在这个色拉布（Snapchat）和脸书（Facebook）流行的时代，我这种情况很可能并不常见。

"那我到底要拿这些照片做什么呢？"我若有所思地说。我只是把乳房当作身体的一部分，它们照片的艺术价值在我看来是非常低俗的。那一刻我忘了自己在哪儿，想象着把自己乳房的照片和学历证书挂在一起的滑稽场面，放声笑了出来。然而这份开心并没有持续多久，随即，我的内心开始涌出一股深深的悲哀。

这很快就要成为现实了。

"这照片可能也对你做乳房再造有帮助。"珍妮特辩解道。她花了好一会儿才意识到我这尖酸的幽默感其实是掩盖压力的一种形式。

看到另一位拿着输液箱走过来的护士，我更紧张了。在那一刻，我对针，尤其是那些要插入我静脉的针特别害怕。我有些心烦意乱，只能说："好吧，等我挂上点滴后咱们拍几张吧。"

吊着盐水签文件

那个护士过来后跟我确认了名字和出生日期。然后她给我量了血压。她看着我，用只有我能听到的音量说："你的血压很高，非常高！"我当然知道，不用看血压表上的数字就知道。

"嗯，我有点紧张，"我对她说，"我马上就要做双侧乳房切除术了，而且我还得提醒你，你手里的针特别大！"

她点点头，不知该作何回答。过了一会儿，她放下手里的针，捏住我的胳膊。

就在这时，一位正在 6 个月轮岗期的同事来了，她拿着一大沓文件需要我签字。"对不起，就是一些最后的事情……"她抱歉地耸耸肩。

我让她先坐下，等护士给我扎好针。这位护士很熟练地把针头扎进我左胳膊的静脉，几秒后我就吊上了盐水。一股冷流从我身体中穿过。她们为什么不能温一温这药液啊？一分钟前我还很热，现在直打冷战，就像一条冰冷的河流正在我体内流动。

我签完最后一批文件，开始和助理检查下一周的门诊安排。这时，父亲和玛丽埃塔来了，他们在房间的角落坐下来。随后塔拉和黛比也来了，黛比是乳腺癌预防治疗中心的护士长，她的到来为我提供了另一重慰藉与支持。我丈夫一直坐在我身边用手机查看着邮件，他很习惯这种等待以及术前准备区的人来人往。突然他电话响了，他开始跟急诊室工作人员沟通一个患者的情况。

我开始觉得这个房间的场景变得有点像希腊婚礼。我看到玛丽埃塔正和护士交谈，又有几个医务人员过去加入了她们的谈话。随后薇薇安拿着更多的文件夹回来了，又有人过来递给我一条毯子。每个人看上去都莫名乐观，都想让我加入他们的谈话，但是这让我更加警惕。就在我埋头于最后的琐碎工作中躲避这一切时，我的胃越来越胀，好像马上要爆炸了。我感到一阵恶心。终于，我父亲对这些喧嚣有些不耐烦了，他用德语简短地跟我说，肯定能有其他当班医生替我签这些字。我做了个鬼脸，暗暗地松了口气，然后告诉大家把文件都交给我，但是不要再拿新的过来。

应对压力和焦虑的方式有很多种。我的方式基本上就是让自己忙起来，暂时不去想那些。我的一些患者告诉我，她们会去一个安静的疗养地为手术做准备，但是一想到要盘腿坐在地上冥想，我的压力更大了。我努力不去想这一无法避免的事实：自己珍贵的身体部位即将被切除。

我看了眼墙上的钟表，现在是上午 9:05。离手术还有 3 个小时——如果没有任何延误的话。对于无所事事的我来说，这段等待时间出奇的漫长。

突然，就好像听到了我的祈祷一样，一位戴领结的男士走进病房，手里端着一个灰色的金属盒。我床头的那些文件让他呆住了，他困惑地看着我，然后做了自我介绍。

"你就是那个职工患者吧？我是核医科的 xxx 医生，来给你注射淋巴示踪剂。"我可以肯定他提到了自己的名字，但我当时的注意力都集中在那个金属盒上。

我完全忘了手术之前的这一步：前哨淋巴结活检（Sentinel

127

Lymph Node Biopsy）。

通常医生会在患者得乳腺癌的乳房同侧的腋窝处，从20～40个淋巴结中取出10～20个。然后病理医生会检测这些淋巴结中是否有已经扩散的肿瘤细胞。能进入淋巴结的肿瘤细胞更有可能是恶性的，更容易转移。如果淋巴结中检测到了肿瘤细胞，那么治愈乳腺癌的前景并不乐观。毫无疑问，医生通常会认定切除受影响的淋巴结有助于防止肿瘤进一步扩散。

到目前为止，切除淋巴结的这一过程——我们称之为腋淋巴结清扫术（Axillary Lymph Node Dissection）——是乳腺手术的一部分。不幸的是，它会在病人身上引发淋巴水肿和上肢肿大，严重的甚至会导致残疾。我刚开始为乳腺癌患者诊治时，发现很多做了乳房切除术的女性被切除乳房那侧的胳膊都非常肥硕肿大。为了缓解水肿，她们通常要戴一个特别紧的压力袖带，压住从指间一直到腋窝的区域。

20世纪90年代，有几个医生开始引进一种不用切除整个淋巴腺的新型疗法，称为前哨淋巴结定位与活检（Sentinel Lymph Node Mapping And Biopsy）。这种疗法首先被应用在黑色素瘤患者身上，该疗法的原则是这样的：将示踪剂注入乳腺肿瘤内部或周边，它会首先到达"第一个淋巴结"，也就是我们后来熟知的前哨淋巴结。这种示踪剂可以是蓝色染剂（这个颜色比较显眼），也可以是一种放射性胶体 。医生会拿一个手持式伽马射线探测器放到病人腋窝处，发出最强放射信号的位置就是前哨淋巴结。起初，两种方法都会被使用。可是蓝色染剂会在皮下留下一个彩色的印记，甚至会引起过敏反应。因此，我被注射了放射性示踪剂来寻找前哨淋巴结，以确定哪个淋巴结要通过手术切除。

如果前哨淋巴结中并没有发现肿瘤细胞，那么剩下的淋巴结中肯定没有肿瘤细胞，也不必被切除。

这个核医科医生的到来让整个房间变得安静。这个陌生人在我床边弯下腰，准备给我注射放射性示踪剂。我身边的所有人似乎都警惕地站了起来。他开始解释他来的缘由。我盯着他手上的注射器，打断了他的话，告诉他我已经清楚这个流程及其风险。

我同意注射示踪剂是因为我们想知道肿瘤细胞是否已经扩散到淋巴结。否则，直到我的整个乳房都被切除，我才会真正知道自己得的是不是原位癌，以及是否有可能是藏在别处的恶性肿瘤扩散到了淋巴结。我知道放射示踪剂的剂量非常小，我也经常跟患者解释它很安全——不然医务人员怎么敢站在患者身边？当然，我也读了很多有关淋巴水肿风险的文章，我发现这个风险特别低，发生在体格健壮和非肥胖人群身上的概率不到 5%。

可是这次我开始意识到尽管手术过程中可能会出现的副作用很小，但我今天要经历好几个手术。万一每个手术都出现个小风险事件，那后果不堪设想……

手术显然不是多虑的人应该考虑的事情，这漫长的等待根本无法让我的内心平静下来。

我还没来得及说出这些担心，他就将病床周围的帘子拉起来，用酒精棉擦了下我乳头上方的区域，然后注射了一小剂放射性胶体。他祝我一切顺利，然后快速离开了病房。

我正想着体内的放射性示踪剂时，斯比塔尼医生带着几个住院医师走进了病房，把帘子拉开了。他环顾了一下四周，然后向全屋人介绍了他自己以及他的团队。

然后他来到我的床边说："我想花些时间再跟你过一遍流程。希望其他人能出去一会儿。"

珍妮特和塔拉对我父亲和玛丽埃塔点点头，建议他们去喝点咖啡。我丈夫说他正好也想出去办点事。看着他们离开，那一瞬间我突然很惊慌。

斯比塔尼医生镇定地跟我描述了每个细节。先是阿尔瓦拉多医生负责乳房切除术及前哨淋巴结活检，然后他和他的团队将会执行下一步，把一个扩张器放到我的胸大肌后方。这个扩张器看起来像个空的乳房植入体，扩张器上有个囊，可以向里面注射液体。医生会向这个囊中缓慢注射无菌液体，在6～8周的时间里让它膨胀到我们需要的大小。随着时间的推移，经过大约3～4个月，肌肉和皮肤就会扩张到能适应这么大的假体的程度。

介绍完细节后，斯比塔尼医生问我是否准备好签署知情同意书。这是一份表明我已了解手术风险，并同意接受手术的法律文书。知情同意书显然是必需的，它具体写明了可能会发生的状况。我曾经数百次让患者签署知情同意书，而且总是会想经历了那么长时间的禁食禁水，还不停想象手术过程中可能发生的情况，这时候到底会有多少患者是真的头脑清醒呢？但这至少给患者提供了一个机会——确定自己具体要经历哪些过程及每个过程都涉及哪个身体部位。

尽管手术风险让人印象深刻，但临手术时人们总会忘了都有哪些风险，所以仔细阅读知情同意书的每项条款是件挺好的事。每次我都会建议患者认真读一读那些条款，但大部分人都是略过内容直接签字——我也一样。通常我会请患者把文件带回家，在接下来的几天里看看手术可能会产生哪些副作用，知道发生并发症后该怎么处理，这样心里会有点底。而且很多时候知情同意书上会写明出现问题后该给谁打电话。

"如果你觉得没问题的话，我想现在就给你画上切口线。"

斯比塔尼医生说，然后他去拿皮肤画界器，那是一种能在皮肤表面画线的紫色马克笔，手术前清洁皮肤时也不会洗掉画痕。

他让我坐起来。我的身体还在颤抖。我静静地看着他在我胸部画了一些复杂的线，标记出做乳房再造的区域。

他边画边用镇定安抚的语气进行解说，他一会儿看着我，一会儿看着他的那些住院医师。"这也方便了乳腺外科医生，他在做乳房切除术时可以用同样的切口，这样能为实现最佳效果的乳房再造打下基础。"

斯比塔尼医生抬头看看我，补充道："要是你睡着了平躺着的话，画这个就困难多了。我们还需要标记前哨淋巴结活检的位置。结束之后，阿尔瓦拉多医生会进来看你，确保你一切都准备就绪。"

"你们有什么问题吗？"他先看了看我，又看了看我丈夫，画切口线期间我丈夫回来了，他一直站在我旁边抓着我的手。

"你觉得这个手术会持续多久？"我丈夫问。

"算上所有的准备时间，她在 3～4 个小时内就会回到术后康复室了——也可能比这更快。你是知道的，如果一切顺利的话，我们想让她今晚在医院住一宿，明天早上再回家。"

"大约一周后再来找我完成后续工作，然后 2～3 周后，我们会取出引流管。"他补充道。

"引流管？"我问道。

"几乎每位患者的身体组织都会对手术产生反应，这会导致切口下方和扩张器周围出现渗出液堆积。所以我们会在扩张器周围放置小导管对这些液体进行引流。等什么时候不再有渗出液了，我们再把引流管取出来——这通常需要 2 ～ 3 周的时间。"

"那我什么时候可以再运动呢？"我问道。

斯比塔尼医生笑了。"你得老实待一段日子了！我们不想让扩张器受到刺激或引发感染。但是我会把你推荐给我们的理疗师，他会帮你做胳膊和背部的动作训练，这样你的身体才能得到良好的恢复。"

"胳膊和背部的动作训练？我以为是跑步呢……"

斯比塔尼医生带领的那些住院医师，本来一直在那儿安静地站着，听到我这话都不约而同地"呃"了一声。大家都已知道我是个跑步狂热者和锻炼上瘾者。

"我们下周见面的时候再讨论这件事如何？"他圆滑地说。

我当时根本就不知道体内放置扩张器和引流管会有多疼，也没有意识到他要我保持"安静"的建议是多么的合理。我根本就没有想到术后理疗竟会让我疼得咬牙切齿，并且内心会想象如何狠狠地报复这个帮我活动胳膊、刺激淋巴流动的女人。

这时，门口又传来敲门声，是阿尔瓦拉多医生。他弯下腰给了我一个拥抱。

"怎么样，老姐？"他脸上挂着乐观的笑容，"准备好了吗？"

"说实话，赶紧给我做吧，越快越好！我快饿死了！"

"好，咱们最后再确认一下。双侧乳房切除和右侧前哨淋巴结活检，对吧？"阿尔瓦拉多医生检查了我的臂带，在我的右胳膊上做了适当标记，然后递给我知情同意书，上面列着各项手术的流程。

我签字的时候——对照，我又在签文件——他跟我丈夫简单地聊了下另一个病例，然后转头问我："有问题吗？"

我摇了摇头。阿尔瓦拉多医生在坦帕完成手术培训后，我见过他给无数患者做手术，我知道他很靠谱。

医务人员都离开了。我已经累坏了，因为我昨晚失眠了，一直在担心各种可能会发生的情况，担心手术能否进展顺利，担心自己能否应对这些……这时是 10:30。

父亲和玛丽埃塔回来了，他们刚坐下，麻醉师就进来了。我的手术提前了，下一个就是我——我准备好了吗？我没想到自己会这么镇定，我让麻醉师核对一下缓解术后恶心的药物的顺序。他看着我，问我以前是否出现过术后恶心的情况。

"我不知道，但我记得有次处理一处运动受伤，我做完那个小手术后特别恶心。我变得特别晕车，而且出现了很严重的晨吐。"我回答他。作为医生，我知道所有这些表现都是术后恶心的症状。麻醉师点点头，然后在我的病历上做了些改动，并承诺会把这个信息告知术后护理团队。他又量了一次血压，然后给我挂了镇定用的点滴，因为我血压仍然很高。挂上点滴后，我抬头跟大家说再见，然后平生第一次看见父亲的眼里满含泪水。

父亲来到我的床边，轻轻地抱了抱我。"这不公平，坐在这里的应该是我，而不该是你！你这个年纪不该受这个罪！"他努力地想让自己的语气保持平稳。

"我不会有事的。只有做了这个手术我才能活更久呀。"我低声说，我伸出手去摸他的脸——但我的手重重地垂下去了——父亲的脸变得模糊了。

这是我手术前的最后记忆。麻醉师给我注射了镇定剂后把我推进了手术室。后来，一位护士说，我父亲在那儿站了很久，一直在流眼泪，直到玛丽埃塔牵着他的手把他带了出去。

我没有勇气看我的胸口

有声音。我听到有人在呻吟，然后意识到这是自己发出的声音。有人抓住了我的胳膊、腿还有我无力的身体，然后我被挪到了另外一个地方——一个柔软又温暖的地方。我的头被抬起来，下面垫了个枕头。我看清周围东西的同时，胸部也感到一阵尖锐的刺痛。我呜咽了一声，但我还没来得及说出话，就感到一股凉凉的液体流入胳膊。很快，疼痛感消失了。我又睡了过去。

当我再次醒来时，感觉空气特别清新。疼痛感消失了。我感到有人站在我旁边。睁开眼睛，我看到好友明迪（Mindy）的笑脸。她是一名外科医生，也是我的同事。我冲她笑了笑，去握她的手。这种感觉很好，但是我还没反应过来为什么她会出现在这里。

"是某个患者出了什么问题吗？"我问道，我还没意识到自己也是一名患者。

"没有，傻瓜！"她咯咯笑道，"我就在你隔壁做手术，听说你的手术做完了，就过来看看你。我听说一切都进展顺利，没有任何并发症。"

我环视了一下房间，还没明白她在说什么。我无力地点点头。这个房间看上去好陌生。我的病床周围有护栏。

"你有觉得哪儿疼吗？"明迪问道。

突然之间，我记起了所有的事情。我在医院，不是在工作，而是手术后刚醒过来。我刚做了手术，切除了乳房，就是为了不再得乳腺癌。

我摸自己的胸。我摸到了绷带和那些引流管。我记得有位患者曾经告诉我，她花了四周的时间才攒足勇气去看自己的胸。突然，我的胸开始疼，但我不确定那疼痛是来自内心还是自己的身体。我只知道我还没做好准备去面对失去乳房的现实，而这对乳房在过去大半生的时间里都定义着我的女性身份。

我龇着牙闭上眼睛。明迪叫了一个护士过来，她又给了我一些止疼药——幸运的是，我又睡着了。

我再次醒来时，发现自己又换了个病房。我丈夫也在那儿。他安静地坐在我身旁读书。窗外，夜幕正在降临。

"嗨，你醒啦。"他起身说道。

"几点了？"我听到自己的嗓音有点粗哑。

"刚过 8 点。你饿吗？"我手术后一定睡了不止 5 个小时。我已经连续 24 个小时没有吃东西了。

我转身看见床边桌上有个放着食物的托盘，但看上去东西已经被吃得差不多了。我咧嘴笑了，嘴唇和脸感觉又干又紧。我丈夫已经把我的晚饭给解决掉了。这种小事太常见了——他总是在读书的时候不知不觉地吃我的食物——这一点正好缓解了充斥于我全身每个细胞的伤感。

"有点饿，但好像没有什么可以给我吃了。"

"哦，对哦。"他满脸歉意地看着托盘说，"我来给你点个外卖吧。想吃泰国菜还是越南菜？"

那晚剩下的时光我有些记不清了。只记得几位同事在夜班轮班期间过来看了看我，跟我丈夫说了说话。我胸部很疼，护士会每隔两小时给我送来强效止痛药，缓解那如巨浪般袭来的疼痛。外科住院医师检查了我的手术切口流血的情况，然后倒掉了引流管末端球里的液体——那球里蓄满了从伤口流出的浓黄色的液体。

等我更清醒一些的时候，我看了眼墙上的表，当时是凌晨2点钟。我丈夫正在病床旁边的沙发床上安静地睡着。我还没看到绷带下的身体是什么样的，我现在还不想看。各种药的药劲还没过，我还处于比较舒服的状态，所以那一刻我决定，自己不必那么急着去面对现实。

天快亮的时候，一位护士又给我加了一些止疼药。我现在已经完全清醒了，吗啡已经让我的疼痛感消失了。我躺在病床上，任由思绪游荡。我是怎么得的乳腺癌呢？我突然想起两年前带儿子去芝加哥的菲尔德自然历史博物馆（Field Museum of National History）时的情形。在一个埃及历史的专题展区，讲解员正在介绍一位40出头的王室女性的木乃伊，说CT扫描发现她有几处脊柱病变。讲解员告诉我们这位王室成员可能得了肺结核。

我看了看那个木乃伊，发现她的骨骼很坚固，牙齿也保存得很好，我轻声对儿子说："在我看来，她肯定是乳腺癌转移到了骨骼。"

然后我儿子用那样一种眼神看了我一眼——生活中我太沉浸于医生的角色无法自拔时，我的孩子们都会用那种眼神看着我。于是我克制自己，没跟讲解员争论这到底是乳腺癌还是肺结核。我又仔细看了看那些 CT 图片，然后看了下那个木乃伊。为什么她就不可能得乳腺癌呢？我们知道，乳腺癌自几个世纪以前就已经存在了，而且是女性群体中最常见的癌症，只是那时没有现在的科学技术让女性知道乳腺癌。

每个得了乳腺癌的女性都会问自己这样一个问题，这个问题我至今还没允许自己问：为什么是我？我到底做错了什么才会得乳腺癌这种病？

和那些有这个疑问的女性一样，我从来不认为自己会有什么事——不认为自己有必要担心自己的身体。相反，我认为自己每天都在治疗这种病，我对这种病应该是免疫的。当然有人会想，我身边每天都有那么多的乳腺癌患者，自己也得乳腺癌才应该是我最担心的事。

乳腺癌是全球最常见的一种癌症，基本占每年新发癌症数量的 1/4，乳腺癌患者的数量正在缓慢上升。每 8 位美国女性中就有 1 位被诊断为乳腺癌。在美国，每年都会新增 23 万例乳腺癌，每年都会有超过 4 万名女性死于乳腺癌。大部分乳腺癌出现在年长女性身上，但是每年会有 1 万名不到 40 岁的女性得乳腺癌——这一点很重要，年轻女性身上的乳腺癌恶性程度更高，致命风险也更高，这在黑人女性身上尤为明显。

为什么现在会有那么多的年轻女性得乳腺癌？大家对此有过很多讨论。可是这只是大家看到的表象。实际情况是乳腺癌发病率的逐年增长主要出现在年长女性中，70 岁以上的女性患乳腺癌的风险最高，而年轻女性的发病率则比较平稳。

那对于"为什么偏偏是我"这个问题又该作何解释呢？很多女性都找不到充分的理由来解释自己为什么会得乳腺癌。但是，有些因素会增加得乳腺癌的风险。年龄就是一个风险因素。简单来说，年纪大了就更容易得乳腺癌。其他被指出的风险因素包括女性月经持续的年数，初潮早、绝经晚，不进行母乳喂养，体重增加，缺乏锻炼，饮酒和其他环境因素，还有激素水平。

所有的医学生都知道初潮早和 55 岁以后绝经都是乳腺癌的风险因素，还有生第一胎时年龄大或者没怀过孕这两种情况也都会增加得乳腺癌的风险。我可以脱口而出这些因素，即便我知道如果真的存在这些风险因素，它们很可能只会把患癌的风险提高 1 ～ 2 倍。

此外，还有一些误解和干扰因素。现在女孩的初潮时间并没有比以前的女孩提前太多。看看 20 世纪初的女孩，她们和 50 年后出生的女孩相比，月经初潮的年龄反而有轻微下降。有一项大规模研究表明，1973 ～ 2003 年，美国女孩的平均月经初潮年龄是 12 岁，80％的女孩初潮发生在 11 ～ 14 岁，可是单凭这一点无法解释同一时间段乳腺癌发病率上升这一现象。

与之类似，现在女性进入绝经期的中位年龄是 51 岁，在发达国家这个年龄会更高，而这个年龄也远高于 100 年前。自然绝经的年龄推迟和整体人口的预期寿命延长紧密相关。影响绝经年龄的其他因素包括个人所处的社会文化环境，是否有吸烟习惯，体重，以及怀孕次数和每次怀孕的年龄。所有这些因素也可能直接或间接地与乳腺癌相关，但是乳腺癌可能和绝经年龄没多大关系。

在得乳腺癌之前，我也曾觉得困扰。我不知道该怎么运用这些没什么用的风险因素相关信息来预防乳腺癌。对于生活在 21 世纪的忙碌的职业女性，生活已经够艰难了。我猜很多人都不会有那样的远见去精心计划自己初次怀孕的最佳时间以避免得乳腺癌，更不要说去控制自己的月经周期，无论是改变它的开始时间还是结束时间。

可是，我的确尽了最大努力，听从了所有有关母乳喂养的建议，母乳喂养是另一个降低乳腺癌风险的因素。

可是，作为一个治疗乳腺癌的人，我对那些可控的、与生活方式相关的风险因素更感兴趣，比如肥胖（尤其是绝经后的肥胖），定期锻炼，以及过度饮酒。很明显我们有很多充足的理由去对抗肥胖，远离久坐的生活方式。我们还不是很清楚肥胖和乳腺癌的相关度。肥胖和子宫内膜癌、胆囊癌、食管癌都有很强的相关性。但奇怪的是，肥胖和绝经后的乳腺癌之间的关联强度就小得多，而且肥胖也无法解释出现在年轻女性身上的乳腺癌。

那么为什么几乎你遇到的每位医生都建议你减肥，通过锻炼来增强体质、预防癌症呢？尽管没有明确的证据表明肥胖会导致乳腺癌，但是有很多证据表明，如果得乳腺癌的女性坚持减肥、保持锻炼，会活得更长，生活质量也会更好。减少窝在沙发上的时间，经常锻炼到大汗淋漓，这对我们的健康有特别显著的好处，它不仅有利于身体健康，还有利于心理健康。

有一个争议特别大的风险因素——激素的服用。这里的激素主要指雌激素和孕酮。很多医学报告和媒体强烈谴责雌激素替代治疗（Estrogen Replacement Therapy）已经从"青春之泉"沦为对人体非常有害的东西。但真相很可能是激素的作用并没有那么极端。

雌激素是决定女性第二性征的一种关键激素。它主要在卵巢内产生，雌激素水平会随着年龄增长逐渐下降。在女性进入绝经期后，雌激素水平会骤然下降。雌激素减少会产生很多不良反应，包括骨质疏松、脱发、记忆力减退和潮热。因此许多女性会在某个时刻选择雌激素替代治疗也不足为奇。大家在使用雌激素进行激素替代治疗方面还有很多困惑。

1985 年，一项有超过 48000 名护士参与的大型研究表明，在 30 ～ 63 岁的绝经妇女中，雌激素的确能降低心脏病的风险。可是，同一年的另一项研究——著名的弗雷明汉心脏研究（Framingham Heart Study），在对弗雷明汉小镇居民的心脏健康情况进行研究后发现，雌激素会增加患心脏病的风险。雌激素和孕酮替代治疗对乳腺癌的影响也经历了类似的争议。

很多癌症专家提醒说，根据弗雷明汉心脏研究，雌激素和孕酮会增加患乳腺癌的风险。妇女健康倡议（Women's Health Initiative）研究是一项研究雌激素对女性健康影响的大型项目，它同样表明联合激素替代治疗会增加 50 ～ 79 岁的女性得乳腺癌的风险。因此，2002 年，妇女健康倡议发表这一结果后，大部分医生都不再给患者做这种治疗了，担心这样做会导致乳腺癌。可是，这种风险只有在长期而且是同时服用雌激素和孕酮的情况下才会变得显著。尽管如此，大部分女性还是停止了激

素替代治疗，这使得之后两年乳腺癌发病率的短暂下降（这在
2003 年是有记录的）。

这种情形下，炒作和恐惧明显盖过了科学的严谨与细节，
导致多年来很多女性都得不到能应对那些极其烦人的更年期症
状的药物。女性的生活不应该被更年期摧毁，短期接受联合激
素治疗极有可能给她们带来好处。而且，现在还在进行中的妇
女健康倡议研究明确表示只服用雌激素不会增加患乳腺癌的风
险，而且雌激素有可能会降低乳腺癌、结直肠癌和其他癌症的
风险，还会降低停经后骨折的风险。

对于那些子宫完好的女性，联合激素替代治疗的时间要有
限制，因为它会在一定程度上增加心脏病、中风和乳腺癌的风
险，尽管这种程度很小，但还是存在的。有句适用于饮食的箴
言是这样讲的："一切都要适量，而且要有正当的理由。"这句
话说出了一个具有普遍适用性的真理。

事实上，最重要的一个风险因素是很强的乳腺癌家族史，
或者携带能引起乳腺癌的基因突变。

用一位乳腺癌患者的话说："我的母亲家族中有 7 位女性亲
属被诊断为乳腺癌一级，我们所有人加起来只剩 5 只乳房。我
就是命不好，投错胎了。"乳腺癌家族史以及之前得过乳腺癌
的经历会把一个人的乳腺癌风险提高 10—20 倍。早在我们了

解基因突变之前，我们就已经知道一些家族容易被乳腺癌的阴影笼罩，这种家族中很多女性还不到 50 岁就会被诊断为乳腺癌，并且好几代人中都会出现乳腺癌患者。还有一些时候，乳腺癌跳过了某一代人，却出现在下一代人中。

很明显，肯定有某种东西能通过一代人传递给下一代人。人们怀疑过很多因素，包括病毒——只是病毒的传播不会只限于直系亲属之间。20 世纪 80 年代末，人们已经很清楚有些家族性乳腺癌与基因相关。现在最为人们熟知的乳腺癌相关基因是 BRCA1 和 BRCA2。有这种基因就意味着该基因突变携带者一生中有 60%～80% 的可能性会得乳腺癌，而且她在任何年纪患乳腺癌的风险都很高。

我终于又睡过去了，不再试图去寻找自己得乳腺癌的原因。我的确没有任何风险因素，可能只是自己运气差罢了，和我的许多病人寻找自己得乳腺癌的原因时得出的结论一样。"为什么是我？"这个问题摆在我面前的次数太多了，未来它还会继续困扰我。

CHAPTER 7

第 7 章

BRCA 基因突变：多癌症导火索

TWISTING FATE

为什么偏偏是我？

我做完双侧乳房切除术和乳房再造术已经过去3个月了。按理说，我本应放松下来，我只要定期复查就会没事的。但是术前不安的预感再次袭来，那种不安的感觉太强烈了。我无法控制自己，就去了病理科。

病理医生布里特 - 玛丽·扬（Britt-Marie Ljung）负责保管我们科室所有乳腺癌患者的切片样本，包括我的。一见到她，我就毫不犹豫地问："我们再看一眼我的切片样本可以吗？"

她也许会觉得有些奇怪，但她没表现出来，而是让人拿出我的切片样本，然后和我一起坐在双头显微镜旁边观察。

显微镜下出现的东西很奇怪，完全出乎我们的意料。有一些奇形怪状的细胞和我的乳腺癌细胞夹杂在一起，它们处于癌化的不同阶段——被大量具有防御功能的淋巴细胞包围着。这有点像最早期的卵巢癌。但是这不可能呀——我不愿去想为什么我的乳腺导管原位癌（并未转移）看上去像是出现在 BRCA 基因突变携带者身上的卵巢原位癌。

不可能是这样的呀！我不可能携带 BRCA 基因突变！

隔着显微镜的目镜，我看了一眼布里特。有这么多淋巴细胞包围着肿瘤细胞是不是不同寻常？直到目前为止，我们一直关注着更要紧的事实：真的没有其他地方藏着恶性肿瘤吗？真的仍然是 0 期癌症吗？标准的病历报告上通常不会提到淋巴细胞。布里特看着我的载玻片，表示同意：对于常规的 0 期乳腺癌来说，的确很少见到肿瘤细胞被这么多淋巴细胞包围。研究人员早就发现携带 BRCA 基因的患者的肿瘤细胞看上去跟一般的肿瘤细胞不一样。这在 BRCA1 阳性的肿瘤患者身上尤其常见，在 BRCA2 阳性的肿瘤患者身上则表现得没那么明显。

我被明确告知载玻片上没有发现恶性肿瘤细胞，这让我越来越觉得这可能意味着我携带 BRCA 基因突变。跟妮可一样，我需要一个答案。

我是在 3 月份被诊断为乳腺癌的，现在是 11 月份了。回想当时，我刚被诊断为乳腺癌的时候为什么不做个基因检测呢？作为这方面的专家，我为什么没有想到去检测自己是否携

带 BRCA 基因突变呢？简单的回答就是我并不符合做基因检测
的条件。如果我的保险覆盖不了的话，这项检测可能会花费好
几千美元。回答要是具体起来就更复杂了。而且也没有人推荐
我去做这个检测。

通常来说，只有遗传咨询师才能决定一个人是否需要做
基因检测。在 2013 年最高法院做出裁决前，麦利亚德实验室
（Myriad Labs）是世界上唯一被允许做 BRCA 基因突变检测的
实验室。这项简单的验血项目自费费用从 2000 美元起步，通
常的花费要比起步价高得多。保险只覆盖那些有强家族史的、
50 岁以下的乳腺癌患者。所以在 2012 年，也就是我被诊断为
乳腺癌的那一年，通过基因检测来判定我是否携带 BRCA 基因
突变不是一件小事。

我正式预约了我们医院的遗传咨询主任艾米（Amie），跟
她谈了谈我担心自己携带 BRCA 基因突变的事。像对待其他每
位患者一样，她仔细地为我绘制了一个"癌症家族树"，并仔
细询问了每一位家庭成员的详细情况。在我们详细讨论我的家
族史时，我能看出她觉得我是反应过度了。她的确有理由这样
想：我的家族中乳腺癌患者和卵巢癌患者的确不多。我更有可
能得的是和 BRCA 无关的乳腺癌，正如大部分乳腺癌患者那样。
我母亲的直系亲属中没有人得乳腺癌。她没有姐妹，但她有 20

多个表姐妹、姑姑和阿姨，每个人似乎都很长寿。我的外婆在
40 出头时死于结肠癌，这种癌症并不被认为与 BRCA 基因突
变相关。我奶奶得过乳腺癌。医学上来说，"强家族史"指的
是超过一位一级亲属在不到 50 岁时得了乳腺癌。可是我奶奶
被诊断为乳腺癌时已经超过了 60 岁，而且她不属于我的一级
亲属，因此她不算数。

　　我的家庭成员很少，这一事实对确定我的基因风险起不到
任何帮助。我父亲没有兄弟姐妹，我只有一个哥哥，而且他很
晚才要的孩子。考虑到我没有确定的家族乳腺癌或卵巢癌史，
因此我携带 BRCA 基因突变的几率经计算——艾米用一个复杂
公式计算出来的——小于 1%，这极其低。

　　自费花几千美元去寻找一个出现几率不到 1% 的 BRCA 突变
基因真的明智吗？尽管问题的答案显而易见，我的基因咨询师还
是被说服了，她同意让我做这项检测，因为我确诊为乳腺癌时还
不到 50 岁，而且我的家庭成员很少。我告诉布里特，如果我知
道自己不携带 BRCA 基因突变，我会睡得更踏实，也许这是说服
布里特的最重要的理由。毕竟是我自己花钱，花钱买个心安，没
什么道理可讲。我满脑子都是我的淋巴细胞包围肿瘤细胞的景象。
我需要用确凿的证据来证明自己不携带突变基因。

　　正当艾米低头在书写板上勾选与我的病史相关的选项作为

我的检测理由时，我突然想起了凯特。她父亲得过胃癌，而其他家庭成员都没有得过乳腺癌。我们现在知道她的突变基因并不是来自她母亲，和许多其他病例一样，在她的家族里，这个基因突变似乎跳过了一代人。事实是它并非真正地跳过了一代人——这个基因突变一直都在，只是没有人检测她父亲的胃癌是否与 BRCA 基因突变有关，因此忽视了这一点。

艾米又重复了一遍："你要知道，这项检测可能保险报不了。"我们在员工保险手册里查看了下风险标准，由于我携带这个基因的风险概率不到 1%，保险很可能不会覆盖这项费用。不过我们发现了一处漏洞：我低于 50 岁，有多处肿瘤，另一侧胸也出现了异常。这些可能会达到保险报销的条件，尽管可能性很低。布里特明白我已经下定决心要做这个检测，所以她填好相应表单，拿出一个试剂盒（现在这项检测可在网上申请，花费低至 99 美元，在一些指定医院甚至是免费的）。

把这些都搞定后，艾米为我提供了标准的检测前咨询——告诉我阳性结果的具体含义，其实这些信息我从我的病人那里已经了解得很清楚了。与其他检测一样，这项检测的确能帮患者做好心理准备，了解所有结果的含义。在医学上，阳性检测结果通常意味着"不好的事情"。

BRCA1 和 BRCA2 基因一直与乳腺癌、卵巢癌，尤其是成年早期发现的乳腺癌和卵巢癌恶性类型最为密切相关。很多明星，如安吉丽娜·朱莉（Angelina Jolie），克里斯蒂娜·艾伯盖特（Christina Applegate），雪儿·克罗（Sheryl Crow），莎朗·奥斯本（Sharon Osbourne）和凯莉·奥斯本（Kelly Osbourne），她们的遭遇引发了全社会对乳腺癌及 BRCA 基因突变影响的广泛关注。基因突变发生的概率很低，但我们还不清楚 BRCA 基因突变在总人口中发生的几率是多少。

BRCA1 或 BRCA2 突变发生在阿什肯纳兹犹太人[1]（Ashkenazy Jews）身上的几率可高达 1/40, 但在其他人口中又低至 1/400。很多研究人员，包括我们团队的研究人员，目前正在随机选取没有得癌症的受试者进行检测，以更好地了解这个基因突变发生的真正概率。不管这个突变发生的概率有多低，携带者都有很高的患癌风险，而他们的癌症是可以预防的。所以我离开艾米办公室的时候安慰自己：我携带这种基因突变的风险其实是非常低的。但是如果我的预感准确的话，我有可能还会得其他癌症……

三周以后是大选日，那天我从投票处回办公室的路上，接到了艾米的电话。

"嗨，"她的语气很紧张，"真没想到，蒙斯特医生，你确

---

①指源于中世纪德国莱茵兰一带的犹太人后裔。

实携带 BRCA2 基因突变。你能过来一下吗？我想当面跟你具体地聊一下。"

我真的会携带 BRCA2 基因突变吗？如果携带 BRCA1 和 BRCA2 基因突变意味着有将近 80% 的可能性得乳腺癌，为什么我是家族里唯一得癌症的年轻人？因为它是一种沉默基因①？还是它真的就跳过了一代人？还有一个更紧迫的问题：这个基因继承自我的父亲还是母亲？

潜伏在我们体内的幽灵

这些问题的答案就存在于人类基因组的结构中。人体的每个细胞中都包含着从父母那里继承来的化学密码。在人体中，化学密码即脱氧核糖核酸（DNA），分布在 23 对染色体上——染色体在显微镜下呈丝状结构，以紧密缠绕成的小体形式存在于细胞核中。每一条染色体都有一个长臂（如 13q）和一个短臂（如 13p），这两条染色单体在着丝粒处相接。

23 对染色体的两个臂上分布着 2 万多个独立的、被称为基因的片段。基因中包含了所有遗传信息，构成了每个人的遗传蓝图。你的基因决定了你的先天特质，比如身高和眼睛的颜色。在这 23 对染色体中，有 22 对控制着人体的所有器官功能，保

---

①指在特定条件下，因不能表达其产物而无法显示其表型特征的一类基因。

证它们以完美的功能运行。第 23 对染色体决定着人的性别——要么有两条 X 染色体（女性），要么有一条 X 染色体和一条 Y 染色体（男性）。每个基因都有一个复本，以维持基因的稳定，因此人体的特质才能在数百万年的时间里得以保留。当细胞需要分裂复制时，所有的 DNA 都会完成复制，以防止遗传信息丢失或在传递中出错。这在生命的最初阶段，即卵子和精子的分裂过程中尤为重要，一点都不能出错。

大部分情况下，这一过程很顺利，不会有什么差错。这也是人类能存活这么久而且整体并未发生什么改变的原因。但是和保留人类特质同样重要的是，大自然有一项主要的功绩——引入多样性，提高生物的适应能力。如果没有遗传变异，生物就无法进化。DNA 发生的改变叫作突变。突变可能是有利的，可能是有害的，也可能是无关紧要的，而且大部分突变是随机的。

庆幸的是，基因突变影响到全身每个细胞，从而造成一种全面性灾难的情况虽然会发生，但是很少见。这种情况只有当突变发生在生殖细胞（卵细胞或精子）时才会出现。如果受影响的基因控制着人体的某项核心功能，那么这个基因发生的任何错误或突变都会导致灾难性的后果，因为这个基因已经完全无法行使或难以行使它的正常功能。

良性突变通常难以被发现，与之相比，有害突变或早或晚都会显现出来。有些基因突变会导致人一出生就有严重问题。这类突变的后果包括囊性纤维化 (Cystic Fibrosis)，也就是导致小说和同名电影《奇迹男孩》(Wonder)里的小男孩奥古斯特·普尔曼（August Pullman）脸部畸形的原因。

为了预防出错，大部分基因都有复本。那种导致人在出生前或生命早期就出现问题的基因突变一般需要两个基因都出现问题——通常单独一个基因出问题不会引发疾病。在奥古斯特的例子中，他的父母都携带致病基因（POLR1C），但是他们都没有任何异常，因为他们都是两个基因中只有一个出了问题。这种基因缺陷被称为常染色体隐性失调（Autosomal Recessive Disorders），也就是说只有两个基因都是致病基因时才会发病。大部分情况下，只有一个致病基因没有明显的好处，只是不会被发现而已。

可是在某些情况下，拥有某些疾病如镰状细胞贫血（Sickle Cell Anemia）或囊性纤维化的致病基因反而会让人对疟疾或霍乱有抵抗力。如果只需要一个缺陷基因就能引发疾病，那么这种失调就是常染色体显性（Autosomal Dominant）。在 BRCA 基因中，只需一个有缺陷的常染色体显性的 BRCA 基因就会引发癌症。这也就解释了为什么这个常染色体显性基因会让 50%的子代具有得 BRCA 相关癌症的风险，而常染色体隐性遗传的基因把疾病传给子代的风险只有 25%。

有一些基因如 BRCA 不会直接对人造成伤害，而且 BRCA 的功能就是保护乳腺和卵巢等组织，防止它们发生基因突变。

我们这一生中，DNA 会不断遭受一些小损伤，出现一些小缺陷。每个人都有好几个用于修复这种缺陷的基因。但是如果它们无法正常行使功能，或者说这些本来要保护我们的基因发生了突变——那我们患癌的风险就提高了，所以携带 BRCA 基因突变的人对应的器官发生癌变的风险会大幅度提高。第 17 号染色体上的 BRCA1 和第 13 号染色体上的 BRCA2 属于最主要的致癌性基因突变，但是它们引发癌症也要花费一段时间，所以大部分这类基因要到中年以后——通常是这类基因携带者有了孩子之后才会显现。

因此，BRCA 基因得以从一代人传到下一代人。除非一个致癌基因同时影响了女性的生育，否则这个缺陷基因就会流传很多代。BRCA 基因突变可以被追溯到几千年以前，我们甚至能推测在某些不利的情况下，携带 BRCA 基因突变的人可能会在自然选择中占优势。

有一点需要引起我们的注意，那就是虽然缺陷 BRCA 基因会让一个人有患癌风险，但是这并不意味着每个携带 BRCA 基因突变的人都会得癌症。患癌的风险会受到个人生活中很多其他因素的影响，如吸烟、饮酒、久坐的生活习惯，很可能还有更多我们未知的因素影响着 BRCA 基因突变携带者是否会得癌症。与此同时，BRCA 基因突变意味着一些身体部位的患癌风险会更高；对女性来说就是乳腺和卵巢。另一方面，携带 BRCA 基因突变的男性得乳腺癌的风险也会提高，但只有不到 10％的男性携带者会真正得乳腺癌。所以如果某位女性是 BRCA 基因突变携带者，而且她还有多个女性亲属，那么她们家族得癌症的几率就很高。在这种家族中，BRCA 基因突变更容易被辨识。

可是如果她的 BRCA 基因是由她爷爷遗传给她父亲的，而且她的家族成员很少，那么看上去这个基因好像跳过了两代人。不是每个携带 BRCA 基因突变的女性都会得癌症，所以很有可能出现这种情况：尽管母亲携带 BRCA 突变基因，但她可能不会得癌症，或者她得癌症的时间要晚于她的女儿。或者就像我这种情况，家族成员少，这个基因表达的机会更少，很难发现家族的 DNA 中一直都有这个基因突变。

20 世纪的大半个世纪中，人们一直在怀疑有些家族性乳腺癌和一个或多个基因有关。但是要证明这一点并开发出一套每位女性都能做的商业基因检测，就是另外一回事了。

到 20 世纪 80 年代末，人们开启了认真寻找乳腺癌和卵巢癌遗传基础的任务。寻找 BRCA 基因的任务在全球范围内展开，并得到了大量的资金支持，大家都在搜集相关知识和资源。1990 年，一支由玛丽 - 克莱尔·金（Mary-Claire King）带领的、来自加州大学伯克利分校（University of California, Berkeley）的团队发现 BRCA1 位于第 17 号染色体的长臂上。

金医生是个在探索之路上孜孜不倦的先锋，她研究了多个阿什肯纳兹犹太人家族，这些家族中有多位女性在远未达到预期年龄的时候就得了乳腺癌。金医生的研究在很多方面都是史无前例的。她的团队做出这个发现的时候，很多人还在认为乳腺癌是由病毒或其他有毒物质引起的，但是她坚持证明了在她检测的高风险家族中，那些得癌症的人的第 17 号染色体都发生了一处改变。

在金医生的成果之上，马克·斯科尼克（Mark Skolnick）和他的同事对 BRCA1 基因进行了定序。来自美国犹他大学（The University of Utah）的麦利亚德集团的研究团队，美国国立卫生研究院（The U.S. National Institutes of Health）以及加拿大麦吉尔大学 (McGill University) 等机构的研究人员都发现了这些基因缺陷存在的准确位置，并准确指出了核苷酸序列（Nucleotide Sequence）发生的变化。BRCA1 基因位于第 17 号染色体上的一个特定区域。

所有的 DNA 都一样，BRCA1 和 BRCA2 的基因密码是以三联体形式存在的。BRCA 基因突变就是原本一系列完美的三联体密码中突然丢失了一个字母或者插入了一个字母。这种差错可能发生在构成 BRCA 基因的近 6000 个核苷酸中的任何地方，从而改变接下来所有的三联体密码的顺序，导致 BRCA 蛋白质无法正确表达。

目前我们已发现 BRCA 基因中的 1000 多种不同类型的突变。这也是基因检测一直以来都很复杂的原因之一，因为要找到一处突变就需要对数千种基因序列和它们所有可能的变体进行仔细分析。

如果基因突变导致某种 BRCA 蛋白质消失或生成某种无功能蛋白，这种突变就称为有害突变（Deleterious Mutation）或致病性突变 (Pathogenic Mutation)——我每次在患者的检查报告上读到这些词时都会倒吸一口气。不是所有的突变都会导致基因的功能障碍；如果密码字母能匹配成功，那么这个突变就是无害的，不会被发现，我们称之为可能良性突变（Likely Benign）。但是，有类突变会让人更加头疼，那就是所谓的意义不明的突变（Variants of Unknown Significance，简称 VUS），这个医学术语的意思是"没人知道该怎么应对这种突变"，而且我们不清楚这种突变是否会引发癌症。

发现 BRCA1 基因以后，大家很快就意识到肯定还有另外一个相关的基因，因为很多乳腺癌患者并不携带 BRCA1 基因，这引领人们在 1994 年发现了位于第 13 号染色体上的 BRCA2 基因。一年后，BRCA2 基因被定序。随后，一场齐头并进的比赛在英美两国的科研人员之间展开。英国的科研人员以来自英国癌症研究院（Institute for Cancer Research）的艾伦·阿什沃斯（Alan Ashworth）和来自桑格研究院（The Sanger Centre）的迈克尔·斯特拉顿（Michael Stratton）为首，他们当时正在发表自己的研究发现。

美国的科研人员则来自麦利亚德基因公司，这个公司是最早致力于研发检测 BRCA 基因的验血项目并使之商业化的公司之一。两方人员都想宣称是自己首先发现了 BRCA2——这场竞争最终以麦利亚德基因公司获胜结束。这家公司已经拥有了 BRCA1 和 BRCA2 基因及对应的基因检测专利，因此麦利亚德成为唯一能给女性做 BRCA 基因检测的实验室。这项检测费用 2000 ～ 6000 美元，保险报销的条件极为严苛，因此大部分患者都负担不起——至少这是我和我的很多病人没有早点做该项基因检测的原因之一。

2013 年，美国最高法院判定人类身上的基因不得申请专利，这打断了麦利亚德公司对 BRCA1、BRCA2 和其他基因检测的近20年的垄断。现在好几家公司都能做基因检测，检测费用也大幅度下降，最低只需100美元，也能对更多的致癌基因进行检测。对于 BRCA 基因检测，人们的关注点已经不再是费用问题，而是它带来的医学科学和情感上的问题：哪些人应该做基因检测？如果要做，应该在什么时间做？我们现在还远远不能为没有得癌症的人们做大规模检测，而且大部分来自 BRCA 家族的患癌男性仍得不到检测。我们只能希望 BRCA 基因检测会成为一项对乳腺癌患者及其家人进行的常规检测，因为这个基因突变的存在会对他们的生活产生很大的影响。

我还没来得及思考艾米带给我的消息，就接到了另一通电话。电话是我们医院的一位研究人员打过来的，他焦急地告诉我，我们的同事，也是我闺蜜玛丽（Mary）的丈夫亨利（Henry）刚进了手术室。亨利这几个月一直等着做肝脏移植，今天早上终于有了一个肝源，所以我直接去移植中心陪玛丽。我们坐在那儿为亨利担心的时候，我试着去辩证地看待自己未来得 BRCA 相关癌症的可能性。携带这个基因突变的确让我有了患癌的风险，但这并不意味着我已经得了癌症。

我陪玛丽坐在手术等候室，等亨利渡过难关，与此同时，我想到生活中的大部分事件其实都是有关联的。与朋友今天面临的生死考验，我的病人经常面临的死于癌症的风险（我的大部分病人都被诊断为晚期癌症）相比，我还是有机会在自己再次得癌症之前采取预防措施。慢慢地，我适应了这个消息。于是我平静下来，在接下来的几个小时里一直安慰我的朋友说亨利会没事的。终于，手术室传来了好消息，亨利不但手术成功，而且新肝脏的运作正常，玛丽和我拥抱在一起。然后我就回家了。

回家后，我激动的心情依然没有平复，又想到自己和癌症的斗争还没结束。那天是 11 月 6 日，我离开医院时天已经黑了，还刮起了一阵冷风。我站在通往车库的十字路口那里等绿灯，冻得瑟瑟发抖。这时，一个肿瘤病房的护士从我身边走过，她脸上挂着一贯的微笑跟我打了招呼，然后看了我一眼就快速走开了。那时我才意识到自己的脸颊已经被泪水浸湿，我憋了一整天的情绪终于得以释放。

艾米那天早上的话又在我耳边响起："……你的确携带 BRCA2 基因突变。"

我不记得自己后来在电话里跟她说了什么。听到她的第一句话后我的大脑就关闭了。只记得当我知道自己的直觉被证明是正确的，我有种如释重负的感觉。尽管我做乳房再造已过去了 3 个月，我一直知道自己的这个选择是正确的，可是我时不时会想起一些同事的话："没有医学上的理由这样做……你反应

过度了……你可以保留另一侧乳房的……不要放弃这个核心的
女性特征。"

从一个完全理性的、统计学的角度看，同时参考一般人口
的健康状况，他们是正确的。0 期乳腺癌有最高的存活率——
对于很多女性或者大部分女性而言，这些手术很可能并不是必
须的。如果我们有一种方法能确切知道这些幸运的女性都在哪
里，那么可以避免很多痛苦。

相比之下，对于有遗传性致癌基因突变的女性，乳房切除
术的确能拯救生命。好几项研究已经表明，预防性乳房切除术
（Prophylactic [Preventative] Mastectomies），精确地说是降低风
险性的乳房切除术（Risk-reducing Mastectomies），的确能延长
携带 BRCA 基因突变的女性的生命，能大幅度降低她们晚年患
更多癌症的风险。BRCA 基因突变携带者不仅得乳腺癌的可能
性比常人高 60%～ 70%——而且 20%～ 40%的 BRCA 基因携
带者的同侧或对侧乳房会再次出现肿瘤。

当我在听艾米讲携带 BRCA 基因突变意味着什么时，我的
第一个想法就是庆幸自己选择做双侧乳房切除，即使当时这一
选择被认为不是必须的。我已经从医学角度证明了这个选择的
合理性，尽管这在情感上让人难以接受。现在，我得知自己携
带基因突变，我的那些顾虑被打消了，这再次证明了选择的正

当性。我做了正确的事情，我拿到了自己一直想要的证据。

当然，我现在很希望自己在刚被诊断为乳腺癌时就去做基因检测，这样决定做双侧乳房切除术时我就不会那么痛苦了。我要是早知道自己携带突变基因，会在做出切除双侧乳房的决定时痛快许多。幸运的是，现在这项检测的费用大部分都能被保险覆盖，自费部分可低至 99 美元。你只需要把口水吐到一支管子里，甚至都不需要验血了。今天，如果能有助于手术决定，或者能以任何一种方式改善治疗，医生和患者都应毫不犹豫地要求做基因检测，看患者是否携带会提高患癌风险的 BRCA 基因突变或其他突变。

我这种放松感并没有持续多久。很快我开始意识到自己有得卵巢癌的风险，或者可能已经得卵巢癌了。可惜卵巢癌早期的征兆并不明显，包括腹胀、腹痛，以及大部分人经常经历的、并非癌症引起的消化系统的不适。我不禁怀疑自己是否有以上任何症状。

迎面又吹来一股湿冷的风。我一抬头，发现自己正往反方向的办公室走去。我叹了口气，转身走向坡上的车库。上车后我打开收音机，听着美国国家公共电台（NPR）的新闻，暂时不去想今天收到的又一条改变我人生轨迹的消息。作为肿瘤医生，我受过多年训练，也曾无数次向患者传达过不好的消息，我已经学会把那些难以接受的事实放在大脑中一块单独的区域，暂时封锁它们。这种办法不会持续很久，但那一刻我转移了自己的注意力，去关注生活中的其他事情。回家的路比以往要堵。奥巴马再次当选。

尽管燃料还有一半，我还是在开了 20 分钟以后停下来加了点燃气，然后买了些晚上吃的食物以及孩子们放学后吃的零食。那天晚餐期间，我做出了很有诚意的努力。我丈夫总能保持沉着理性，他已经多次安慰我，认为我不可能携带 BRCA 基因突变。我凭直觉知道他的安慰源自一种自我保护和担心。即使现在我知道了检测结果，我还是不能在家说这件事，我不忍心给家人带来更大的压力。既然结果出来的比预期早，那么我可以再保密一段时间。

这么做意味着我有足够的空间来想清楚这个结果会给我的未来带来什么样的影响——对自己，对我周围的环境。我 48 岁，身体健康，是个对工作充满热情的肿瘤医生，发现自己携带大家最为恐惧的癌症基因。现在我得卵巢癌的风险大约是 20%～40%，而且我得胰腺癌的风险更高。每天都有患者死于这些癌症，我还能继续在自己的岗位上工作而不用顾虑身体吗？每次看到患者第二次或第三次得 BRCA 相关的癌症，或者得了非常罕见的和 BRCA2 有关的癌症时，我会不会彻底崩溃？

这件事对我的家人也有不好的影响。我那 8 岁的美丽女儿刚见证了她母亲经历双侧乳房切除术和乳房再造。现在她又要看着我经历更多的手术和无尽的癌症筛查。我不得不接受这样的事实：我的基因有 50％的可能性已经遗传给了她，她将来有可能会是和我一样的命运。我的两个儿子又会怎么样呢？他们也可能会携带这个基因，可能有得前列腺癌、胰腺癌甚至乳腺癌的风险。突然，我童年的一些片段拼凑了起来，也更讲得通了——我的曾祖母 29 岁就死了，没人说过她的死因。为什么我奶奶挺过了乳腺癌，但晚年又死于胰腺癌呢？

我这一生都很讨厌 11 月份。天又短又昏暗，而坏消息的出现让我更讨厌这个月份了。在接下来的几天，我不得不考虑再做一场手术来预防癌症。

年轻女性风险更高

卵巢癌是与 BRCA 基因突变有关的第二大常见癌症。携带 BRCA1 基因突变的女性得卵巢癌的风险更高，而且这种癌症多发于年轻女性。BRCA2 相关的卵巢癌则没那么常见，而且这种癌症通常要到 50 岁以后才会出现；到 70 岁的时候，携带 BRCA2 的女性得卵巢癌的风险有 20％。因为我还不到 50 岁，而且携带的是 BRCA2 基因突变，可能会稍微安全点。

对我来说，等到 50 岁以后再切除卵巢和输卵管会比较有安全感。可是研究表明在做预防性手术切除卵巢以预防卵巢癌的患者中，有 2%～3% 的人在手术过程中发现了之前未曾发现的卵巢癌。

在这件事之前，作为一名医生，我会把这个结果解读为有 97% 的可能性不会发现癌症。我认为这个事实可以对病人起到安慰效果。尽管这一事实有强有力的数据支持，但一旦关系到自己，我对这些数字的感觉变得截然不同，变得一点安慰效果也没有了——因为这是发生在自己身上的癌症，而不是出现在纸上的数字。不论我们引用多少数据，那些数字对我的病人能产生的影响其实微乎其微。行医这么多年，我已经见识过让一个人真正理解自己的患病风险是多么困难，现在我也要亲自体会那种困难了。

现在，作为一个患者，我知道自己有 97% 的可能性没得癌症，有 3% 的可能性会得癌症。从数据角度来看，我在 48 岁这年得乳腺癌的风险不到 1%。根据病历和相关记录，我携带 BRCA 基因突变的可能性也是不到 1%。但是事实呢？所以不难理解，我对这个高概率是好结果的信心已被彻底击碎。

在我的大部分治疗中，肿瘤医生的身份是个优势，但是也有它的缺点。3% 的风险概率真的不算高。可是，一周又一周，我会在门诊听到很多在低风险患者身上发生不好的事情的故事。我做 BRCA 基因检测的那一周，有个年轻患者找我就诊，她就携带 BRCA1 基因突变，而且已经是卵巢癌晚期。

马西娅（Marcia）刚 40 岁，还在抚养两个孩子，她是伯克利的英语教授，事业正处于上升期。当年她觉得腹胀，并未把这个当回事，以为是女性都会有的症状，或是压力造成的。后来这种现象越来越频繁，她跟自己的初级保健医生说了这件事。他们讨论了很多应对压力的方法，她开始做更多的锻炼。8 个月后，她从晚宴上回到家，发现自己的腹部特别突出。一开始她有些惊慌，担心自己是不是怀孕了，后来觉得这不大可能，她开始自责为什么之前没注意到体重的增加。

几天以后，马西娅痛得摔倒在地，然后做了紧急手术，才发现自己患有四期（晚期）卵巢癌。在过去的 18 年中，她一直在做各种化疗，服用各种试验药物。大约 6 年前，她终于发现自己携带 BRCA1 基因突变。如果她早点知道自己携带 BRCA 基因突变，她很有可能会避免这种悲惨的命运，和我一样，她没有已知的家族乳腺癌和卵巢癌史，所以没有做早期筛查的理由，更不用说采取降低风险的措施了（即在得癌症之前切除卵巢）。

我为再次手术做心理准备的时候，努力不去想玛德莱娜

（Madelaine）。到目前为止，我已经对每种可能出现在我身上的癌症都采取了措施，尽管它们发生的可能性很低。我已经做了两次手术，身体基本恢复。我丈夫担心我受不了一年内连做三次手术，他想让我再多恢复一段时间，等等看，毕竟我得癌症的几率不高。

我之前的导师，戴维·斯普里格斯（David Spriggs）医生，现在在纽约，是位卵巢癌专家，他专门给携带 BRCA 基因突变的卵巢癌患者看病。他认为我应该立即做手术。他知道我已经生了孩子，没有理由再继续保留卵巢，如果我推迟做预防性手术而在这期间又被确诊得了卵巢癌，那我肯定不会原谅自己。同时，戴维医生也明确指出 48 岁离更年期不远了，所以我遭的罪会比较少。

我能想到的全部场景就是手术后醒来，看见手术医生站在我床边，一脸苦笑地对我说他发现我已经得了卵巢癌。医生们的安慰和对我有利的数据并不能让我安心，除非我拿到了病理医生出具的报告，写明我的手术标本中没有发现癌细胞。

晚几年做手术就不会提前进入更年期，这样挺好。但是在等待期间，我真的能毫不担心、睡得踏实吗？

得卵巢癌的后果要比得乳腺癌严重得多。卵巢癌是最难治的女性癌症之一，因为没有什么好办法能对卵巢癌进行筛查。

对于任何携带 BRCA 基因突变的女性而言，预防性乳房切除术能把乳腺癌的风险降低 99％以上。不管出于何种原因，如果这条路子行不通，还可以通过乳腺 X 光检查、乳腺磁共振成像和自检等高强度筛查方式来有效降低患癌风险。还有一个事实是大部分乳腺癌会在早期出现肿块，或者能通过扫描发现，而针对早期乳腺癌有特别有效的治疗方法，治愈率也很高。

在卵巢癌上冒险更有可能产生致命性后果，和乳腺癌及大部分其他癌症一样，卵巢癌如果能在早期发现，是可以治愈的，只是这种情况很少发生。卵巢癌没有明确的早期征兆，不管卵巢癌处于哪个阶段，都没有很好的筛查方法。即便在今天，也只有不到 50％的卵巢癌患者能存活 5 年，相比之下，乳腺癌患者的 5 年生存率高达 90％。

我有一个做科研的同行叫维多利亚（Victoria），她就属于那种极少的能在早期发现卵巢癌的例子。手术医生在切除她的子宫肌瘤时偶然发现她一个卵巢内有个小肿块。

维多利亚告诉我，她的子宫肌瘤手术进展非常顺利，她正准备出院回家。当时，她感觉非常好，甚至都计划好第二天去歌剧院。就在这时，医生进来了，她们聊了一点歌剧院的事。维多利亚注意到医生"看上去有点心不在焉"。又聊了一会儿后，医生告诉了她这个消息。医生说"真的很震惊，可是我们的确发现你的一个卵巢内有一小块癌变区域"。维多利亚需要去找一名妇科肿瘤专家看看，因为普通的妇科外科医生不会做那么复杂的卵巢癌手术。

那天本应是维多利亚出院的日子，却被告知又得了一种癌症，也不确定接下来该去找哪位专家，她特别沮丧。作为一名癌症研究人员，她非常清楚这对她意味着什么：大手术和至少6个月的化疗。就在一年前，她刚满51岁的时候，被诊断为乳腺癌，和我一样，她得的是乳腺导管原位癌。她左侧的乳房做了乳房肿瘤切除术，然后又做了6周的放疗。

之后，她原本要服用5年的他莫昔芬。可是，她还没开始服用他莫昔芬，就出现了不规则出血，她去看妇科医生，医生安排她做了B超。幸运的是，B超发现她有子宫肌瘤，而且在子宫肌瘤手术中医生偶然发现她卵巢内有个直径1厘米的肿瘤。如果不是这样的话，她很可能不会做这么多检查：她没有乳腺癌和卵巢癌家族史，所以看上去没什么风险。

维多利亚的母亲去世时90多岁，但是仔细研究她的家族史，就会发现有迹象表明她的家族携带BRCA基因突变。她父亲54岁时就死于胰腺癌。而现在，她在一年之内相继被诊断出乳腺癌和卵巢癌，她的妇科医生马上安排她做了BRCA基因检测。不出所料的是，检测结果显示为阳性。她携带的是BRCA2，这一基因突变会导致卵巢癌、输卵管癌，以及比 BRCA2 出现几率更低的原发性腹膜癌①（Primary Peritoneal Cancer）。幸运的是，维多利亚的肿瘤是在早期发现的，治疗后的生存率会高很多。如果她早点做基因检测，在被诊断为乳腺导管原位癌的时候就去做的话，她可能就不用经历腹部大手术和化疗了。

维多利亚咨询过朋友和专家后，找到了一个有这种资质的外科医生和肿瘤医生团队。手术前她做的盆腔 B 超显示她的卵巢癌仍处于一期。肿瘤应该还在卵巢内，没有扩散。然而，这个诊断只能通过大面积的手术探查来证明。为了确保维多利亚有最高的生存几率，一定要准确判断癌症的阶段，而且要尽可能多地切除肿瘤。卵巢癌所处的阶段或发展程度只能在手术中通过视觉观察来判断，切下来的组织要交给专业的病理医生进行进一步评估。

手术团队的工作特别缜密，他们切除了维多利亚的两个卵巢、两个输卵管，以及网膜（Omentum，腹部组织内层的一层脂肪组织，覆盖并支撑着小腹内的肠道和脏器）。这种腹膜移植瘤（Peritoneal implant tumors）经常以长在腹部内层的肿块的形式出现，从而导致有过量的液体渗入腹腔。这就是为什么很

①原发性腹膜癌：指原发于腹膜间皮的恶性肿瘤，呈多灶性生长，临床少见。组织学特征与原发于卵巢的分化程度相同的同类型肿瘤相一致，而卵巢正常或仅浅表受累。

多卵巢癌患者的腹部会有大量积液（Fluid collections），导致她们的腹部看起来很鼓，甚至像怀孕了一样。卵巢癌转移瘤经常会包裹在内脏周围并引起堵塞，需要通过手术切除。维多利亚的卵巢癌不同于一般患者，她的癌症还没有扩散到这一层，也没有转移到别处。病理医生检查了她所有的组织，以及腹部的积液，发现卵巢外并没有肿瘤细胞，只是在盆腔积液中有少量肿瘤细胞。

维多利亚的癌症还处于一期，但因为肿瘤看起来是恶性的，所以她术后 3 周内就开始了长达 6 个月的化疗。

我在一个研讨会上遇见了维多利亚，由于都是 BRCA 基因突变携带者，我们分享了各自的经历。用餐时我和她聊了一会儿，发现她的术后护理特别困难。她问了我很多特别好的问题。

"对于我这种情况，难道医生不应该核查一下家族史吗？根据我的情况，他们难道就推理不出来我有携带 BRCA 基因突变的可能吗？我父亲 54 岁就去世了，我刚过 50 岁就得了乳腺癌——这难道不是显而易见的问题吗？"她问道，眼里充满指责，声音中都是不满。她说的一点都没错。要是她的医生简单地了解下她的家族史，在确诊她得乳腺导管原位癌的时候让她做一个 BRCA 基因检测，她很可能会考虑做预防性卵巢切除术。这个手术只需要切除输卵管和卵巢——其他部位都不用动。如果

早点做这项手术，在卵巢癌发作之前就做的话，可以减少 90%
以上的风险。但是对维多利亚而言，最重要的是，这样意味着
她不用做那么多手术，也不用做化疗，而且会有一个更好的预
后。而她现在还要担心肿瘤会不会复发。

随后我们又讨论了一下她得其他癌症的风险，包括乳腺癌
复发的风险和得胰腺癌的风险。我焦虑地等着她问我是否应该
去做个乳房切除术。当她终于问出这个问题的时候，我很高兴
能跟她讨论这个大家闭口不谈但确实存在的问题。她知道我是
BRCA 基因检测的大力支持者，而且我在证据和风险因素都表
明没有必要手术的时候做了双侧乳房切除术。

"你在一开始以及得知自己携带 BRCA 基因突变后，和乳
腺外科医生讨论过你有哪些选择吗？"我问她。我想更深入地
了解她的决策过程。

"起初，乳腺导管原位癌就有一处，乳房肿瘤切除术在当
时看来是合适的选择，然后我就又做了放疗。"她解释道，"当
我得知自己有卵巢癌时，手术和化疗已经让我不堪重负，我真
的无法想象自己还要再做手术。"她看着我说，想从我这里寻
求安慰。

"这个目前来看还是没事的。"我温柔地说，"你只需要每
年定期做乳腺 X 光检查和磁共振成像，一定要做临床检查。"

患者在被诊断为卵巢癌后的早期，死于卵巢癌的风险要高于死于乳腺癌复发的风险。卵巢癌早期复发的预后极差。而每过去一年，这个风险就会降低一点。

随着时间的推移，她得乳腺癌的风险会逐步上升。 在某个时间点，乳腺癌的风险会超过卵巢癌的风险，那时她应该跟医生谈谈再次做乳腺手术的事情了。

维多利亚是一名人脉颇广的科学家，她可能比一般的患者有更多的选择，但她还是遭了那么多罪，和她的谈话再一次表明，携带 BRCA 基因突变的患者选择一家专业的医疗中心有多重要，最起码在这类医疗中心，对 BRCA 基因突变携带者及其家人的检测和治疗是一项常规的医疗护理。否则，关联过去与现在的重要信息会被忽略——而这给人们带来的生命上的威胁和情感上的痛苦与做基因检测的自费费用相比要多得多。

这也是我和同事们创立 BRCA 研究中心的主要原因之一：为有遗传性癌症和携带 BRCA 基因突变的患者们提供一个诊所和研究中心。现在我们掌握的技术已经能实现在携带 BRCA 基因突变的女性患者的卵巢癌恶化以前将她们治愈。一期卵巢癌患者治疗后的 5 年存活率超过 90%——但如果是四期卵巢癌，这个几率会降到 17%。

过去 10 年中，医疗技术的发展为玛德莱娜这样的患者带

来了福音。玛德莱娜虽然得的是转移性卵巢癌，但是她又活了
19 年，这很不可思议。

玛德莱娜在接受治疗的大部分时间里能保持全职工作，她
身上出现的副作用都是可以忍受的。她参与了无数个临床试验，
也从很多新型疗法中受益良多。玛德莱娜来门诊时总是一副积极
向上、轻松愉悦的样子。做化疗导致头发脱落的时候，她会戴
一顶只有在巴黎才能找到的特别好看的帽子，与许多携带 BRCA
基因突变的患者一样，她接受的大部分化疗跟其他不携带 BRCA
基因突变的卵巢癌患者相比，效果更好，维持时间也更长。

为什么会这样呢？携带 BRCA 基因突变的患者的癌细胞对
影响 DNA 修复的药物更敏感。在细胞复制的过程中，差错经
常发生，这种差错在细胞内部尤其常见，比如正在分裂的细胞
内部。BRCA 基因的正常功能是帮助修复这种缺陷。一个携带
BRCA 基因突变的患者，当她体内的 BRCA 基因的功能丧失后，
就无法再修复 DNA 链的断裂。因此，当一个患者接受会导致
DNA 链断裂的化疗时，BRCA 基因有缺陷的癌细胞就无法再保
护自己免受损伤或进行自我修复了，而 BRCA 基因功能完整的
癌细胞总会有办法逃避化疗的影响。

近年来，通过对卵巢癌患者的临床试验和 PARP（多腺苷

二磷酸核糖聚合酶）抑制剂的研发，所有 BRCA 相关癌症的治疗均已取得巨大进步。尽管 BRCA 基因突变总想把健康细胞转变成癌细胞，但包含 BRCA 基因突变的癌细胞对能导致 DNA 链断裂的化疗药物和其他药物非常敏感。

在很长一段时间里，研究人员都无法清除癌细胞内发生突变的 BRCA 基因。后来，一群很有想法的研究人员，包括我在加州大学旧金山分校 BRCA 研究中心的联合领导者艾伦·阿什沃斯，想出了另一种策略——他们研发了一种新型药物，能有效针对包含 BRCA 基因突变的癌细胞的弱点起作用。第一种 PARP 抑制剂奥拉帕尼（Olaparib）在 2014 年被批准用于卵巢癌治疗。很快，另外两种 PARP 抑制剂尼拉帕尼（Niraparib）和卢卡帕尼（Rucaparib）也被研制了出来。未来可能还会出现更多类似的药物。

玛德莱娜和研究中心的关系很近，所以她在一种 PARP 抑制剂被批准之前就通过临床试验使用了这种药物，她之后还试用了好几种类似的药物。对于她来说，BRCA 基因突变给她带来了癌症，但也带来了时间。正是因为这些临床试验，她才能把孩子们养大成人，才能看着自己的儿子考上医学院。她在临床试验中心待的那两年让儿子迷上了医学——儿子考上大学 6 个月后她就去世了。

正是玛德莱娜这样的人才能帮我回答这个问题：每天要面对那么多的痛苦，我该如何当一名肿瘤医生？我就是在她这样的人身上多花了很多时间来找到新的治疗方案，设计新的临床试验。

维多利亚和玛德莱娜都是特别了不起的女性，她们从容优雅地面对癌症，和她们在一起，我也有了足够的勇气。在得知自己携带基因突变后的短短四周内，我决定做降低风险的卵巢切除术。我非常清楚再做一次手术会给我的丈夫和孩子们带来多大的压力，但我还是在心理上接受了这个手术，并做好一夜之间进入更年期的准备。我还不能放弃，不能因为那一年很艰难就放弃可以免除所有痛苦的机会。我已经很知足了，因为我有幸及时发现了自己的基因突变。

CHAPTER 8

第 8 章

那个幽灵也不会放过男性

TWISTING FATE

演讲的观众

我下定决心后，于 12 月初做了卵巢切除术，那时距离我得知自己携带基因突变还不到 4 周。这个手术相对比较简单。两天以后，我得知自己并没有得卵巢癌，我希望这个结果意味着这灾难性的一年不会再有任何变故。

一周以后拆完线时，我内心深处有一股成就感油然而生，因为我在不到 8 个月的时间里完成了所有的手术。这一年过得很艰难，我已经竭尽所能来降低自己在当下和未来死于癌症的风险。我知道在某种程度上，我还得考虑和这个基因突变相关的其他癌症，但是目前来说，我这个年纪最常见的两种癌症已经被消除了。生活终于可以继续了。

到了来年春天，我觉得自己已经真正调整过来了。工作依旧是那么忙碌——但是我现在更加注意了，也不再那么容易焦虑，而且会花更多时间陪孩子们，也开始有规律地锻炼了（我可能变得有点像我奶奶了）。每当感到伤心的时候，我都会换上跑鞋，沿着河边或山坡慢跑。不论我有多疲惫或者暴躁，跑步都能让我恢复平静，让我意识到自己现在这样是多么的幸运。就算是现在，每当我不可避免地感到困惑时，跑步都能激发我继续前进的勇气，让我更有动力去倡导人们提高对 BRCA 基因突变的认识。现在人们普遍认为 BRCA 基因突变只会导致乳腺癌和卵巢癌，甚至连有些应该知情的人也持这种想法。

那年春末，我被邀请去参加一个科学专题讨论会，他们想让我以一名患者兼研究员的身份分享我与 BRCA 相关的经历。讨论会上，发言人一共有 4 位。第一位发言的是位年轻女性，她在 40 多岁时被诊断为乳腺癌。她身上长了一个大肿瘤，但是一直没被确诊，因为所有人，包括她自己在内，都没想到她会得乳腺癌。后来她发现自己携带 BRCA 基因突变，又做了化疗和激素治疗。

她告诉观众，尽管她有可能会战胜乳腺癌，但是化疗、激素治疗和卵巢切除给她带来了难以忍受的副作用。体内所有的雌激素都消失以后，她身体上和情感上都很受伤，以至于一年以后都无法回去工作。观众席一片寂静，大家都深深地沉浸在她的故事中。我无法确定是否所有人都能理解她的痛苦，以及这些痛苦中有多少是本可以避免的。

她发言结束后，另外两位发言人是医生，他们分别分享了自己在 BRCA 相关的乳腺癌和卵巢癌方面取得的最新研究成果。然后轮到我发言了。我抬头看了眼观众席，发现大家都用期待的目光看着我。只需看一下会议手册，大家就会明白我是这一领域的专家，在这方面肩负着沉重的使命。

就在主持人开始介绍我并请我讲述自己经历的时候，观众席中一位衣着整洁的男士站了起来，走到麦克风那里，请求先让他讲述自己的故事。我欣然同意了他的请求，因为我还不确定自己是否真的想在这里讲述自己的故事，正想着如何摆脱这一困境呢。

他先做了自我介绍，他叫罗伯特（Robert）。他说自己在30 岁出头的时候，他的母亲在与卵巢癌做了多年斗争后最终离世。母亲住的离他很近，因此他陪她度过了大部分的治疗时间。就在母亲去世前不久，她得知自己携带 BRCA2 基因突变。

"当时的很多事情现在回想起来都变得模糊——母亲已经奄奄一息，大家都特别难过。但是我清楚地记着那几周我们等待姐姐的 BRCA 检测结果出来的煎熬日子。"他轻轻地对着麦克风说道。他姐姐刚 35 岁，马上就要结婚了。当时，基因检测结果需要 4 ～ 6 周才会出来。

"我相信大家都能想象得到当我们得知我姐姐并不携带这种基因时是有多开心。母亲终于如释重负，听到这个消息后她哭了好几个小时。"他补充道。

"然而，不知怎的，没有医生或家庭顾问把这一切联系起来。大家完全忽略了一个事实——我也可能是 BRCA 基因突变的携带者。"

他母亲有 50% 的可能性把这个基因遗传给他。尽管他是一个搞研究的科学家，但他却从来没想过自己也有必要做 BRCA2 基因突变检测。母亲的离去给他带来的空虚感实在是太强了，他承认他把家族中有 BRCA 基因突变这件事抛到了脑后，继续努力生活。

两年前，就在他马上要 45 岁的时候，他想申请一个寿险，需要做个体检。他的医生建议他做一下例行的 PSA(前列腺特异性抗原) 水平检测，这是一项能检测早期前列腺癌的检查，就是一个简单的验血，基本上在任何医院都可以做。

罗伯特告诉我们，他对医生的建议感到吃惊，与很多专业医护人员及公众一样，他一直在密切关注媒体对 PSA 检测这项相对便宜又无痛的筛查存在争议的报道。就在那一年，一些主流的美国癌症学会和泌尿学会开始质疑目前的 PSA 检测是否做得太多了，他们建议 55 岁以下的、有一般风险的男性不要做早期和常规 PSA 检测。因为他不是非裔美国人（这一身份会提高患癌风险），而且他的家族中没有人得过前列腺癌，所以他认为自己属于一般风险人群——至少在 55 岁之前的这 10 年里是安全的。

反对给一般风险或低风险男性做这项筛查的原因和反对给女性做乳腺 X 光检测的原因类似。在一般风险男性中，出现 PSA 假性升高的几率远远大于真正发现癌症的几率。PSA 假性升高会迫使更多的男性做不必要的前列腺造影和活检，而结果要么是发现根本就没有癌症，要么是发现患者得的是无须治疗的癌症。当然，这些指导方针并不是一成不变的，很多医生还是会让患者做这项检测，通常是因为他们怀疑患者有前列腺癌，或者有时只是"为了保险起见"。

罗伯特觉得他的医生这样建议也是出于"保险起见"，所以他没怎么质疑就同意了做这项检测。可是结果显示他的 PSA 水平特别高，这让他和医生都大吃一惊。原来他也携带家族中的 BRCA2 基因。

讲到这里，罗伯特哽咽地说不出话来。他恢复平静后，用恳求的目光看着台上的各位发言人说："接下来的一年特别可怕。我被诊断为患有一种恶性程度很高的前列腺癌。没有人能告诉我，我得这个癌症有多久了。但是发现的时候，癌细胞已经扩散到前列腺以外的淋巴结。幸运的是，医生们能切除我的前列腺和那些淋巴结。为了确保手术区域外没有癌细胞残留，我又在前列腺所在的位置做了放疗。现在我还要再接受一年的激素治疗。我要是早点知道自己携带 BRCA 基因，我很可能早就做筛查了，癌症也很可能在早期就被发现了。我多希望能让我的妻子免受这些苦啊。"

他说完以后，看了眼台上的我们，然后回到了观众席。这位帅气的男士给人的第一印象就是正值壮年，可是听完他的故事后，我们所有人的眼睛都湿润了。观众席中的一位女士没忍住哭出了声。从他看她的眼神中就能知道，那是他的妻子。

我强忍住眼泪，我很庆幸观众席中的大部分人并不能完全体会他的痛楚。但是我也悲哀地意识到，这意味着在座的大部分人都无法理解这位男士能上前来讲出自己的故事是花了多大的勇气。

罗伯特没有解释的部分是前列腺切除术（Prostatectomy）加上放疗会让他在很长一段时间里甚至终生都可能变得性无能和小便失禁。如果他有幸多年后不再被这些副作用困扰，但在这两年的激素治疗中，他每天都需要服用抗雄激素药物，每月要接受药物注射，以完全抑制睾酮（Testosterone）的生成。几十年前，大家已经知道睾酮本身会加速前列腺癌的生长，所以切断前列腺癌症患者体内睾酮的供应可以缩小肿瘤，防止其扩散。睾酮过量会导致精力过剩、易怒，更有攻击性，同时也会减少人的同情心、宽容心和同理心。没有睾酮的话，上述的部分或全部情感会发生反转，反转程度取决于一个男性被他体内睾酮控制的程度。在激素治疗过程中，他基本就是被阉割了，而且很可能会在心理层面变成一个完全不同的人。

在被切除女性最重要的器官后，我也受了很多苦，我觉得我能设身处地地感受他的处境。但是作为女性，我永远都无法真正理解或描述出罗伯特以及和他同样处境的人的内心感受。睾酮是雄性力量的动力。几个世纪以来，战争和争端都是由于男性的睾酮过剩而引发的，如果没有这种强有力的雄激素，历史上的很多伟大故事都不会出现。我承认，我曾不止一次地希望一些男同事体内的睾酮能少一些。任何一位科学领域的女性都能告诉你，性别在我们这一领域发挥着多大的作用。

对于一些男性来说，失去睾酮会让他们的世界坍塌。有个患者在 40 岁的时候接受了一段时间的激素治疗，当时他是个事业成功的风险投资家。他有段话令人记忆深刻："想象一下，你正在美洲杯帆船赛（America's Cup）中极速前进，你的身体在船的边缘倾斜，迎着风用尽全力，冰冷的水花溅在你的脸上。

那一刻你感觉自己的生命力特别饱满，浑身都散发着力量。突然间，风消失了。而且只是你帆船上的风消失了。你身体的每束纤维中的能量都消失了。我无法和妻子过正常的夫妻生活，而那只是我失去的众多事情中的一个。"

乳腺癌不是女性的专利

现在，美国大约有 290 万男性生活在前列腺癌的阴影之下——这是男性中最常见的癌症。幸运的是，大部分患者的前列腺癌并没有扩散到前列腺之外，而且只要癌细胞增长缓慢，并不侵入到周围的膀胱等器官，前列腺癌就不需要治疗。大部分男性都是在中年以后被诊断为前列腺癌的，但是他们通常会死于其他原因——前列腺癌还远没有发展到致命的程度。事实上，那些 80 岁以后死于其他原因的男性的验尸报告显示，几乎所有这些人都有前列腺癌，可是大部分人终其一生都不知道这件事。

直到最近还有很多患有局部前列腺癌的男性被要求做前列腺切除术或对前列腺做放疗以阻止前列腺癌发生转移，其实大部分人很可能不需要这么激进的治疗措施。现在人们意识到很多前列腺癌并不需要人为干预，很多 PSA 水平上升、肿瘤生长速度缓慢的男性患者都处于"观察等待"的状态，他们没有接受任何形式的积极治疗。最近这种对前列腺癌采取的保守措施被重新定义为"主动监测"。这种做法通常包括让患者每6个月做一次 PSA 检测和直肠指检（Digital Rectal Exam），每1～2年做一次前列腺穿刺活检术（Prostate Biopsy），检查结果显示他们中的大部分人情况都很好。

然而，并不是每个人都能够如此幸运。在美国，每年有大约 26000 名男性死于一种恶性程度很高的前列腺癌，这表明对于部分男性患者而言，主动干预不仅是需要的，而且对他们是有利的。

如果一位男性患者的前列腺肿瘤恶化，也许他会面临两种选择：切除前列腺或者放疗。两种治疗都会对前列腺周围的神经和其他组织造成损害，这些损害经常会导致性无能和小便失禁，给患者的生活质量带来不利影响。如果肿瘤有扩散的迹象，患者还需要再接受6个月～3年的系统性激素治疗。激素治疗的目标是把患者体内睾酮的水平降至最低，就像罗伯特接受的那种治疗。这种治疗只用于晚期前列腺癌，也证明了在早期就检测前列腺癌的合理性。

从表面上看，好像执行要求男性多做早期筛查的政策就能避免 26000 名男性患者的悲惨命运。因为早期前列腺癌的治愈率很高，所以一些人特别强调对前列腺癌做早期检测，包括做

PSA 检测、直肠指检和磁共振成像。可是这个论点不是那么清晰明确。正如我们看到的那样，我们并不能确定哪些前列腺癌会真的变成浸润性癌症并扩散。而且不是每个得前列腺癌的男性患者都需要治疗。即便是转移性癌症，它们的恶性程度通常也不会致命。我们还不太清楚某位患者身上的特定肿瘤是否致命。如果在这个问题上的辩论再深入一步，就变得和乳腺癌、卵巢癌的相关辩论相似：无论肿瘤恶性程度如何，切除前列腺的办法并不适合所有患者，而且经常会发生做了手术后肿瘤依然转移的情况。

对于前列腺切除术或前列腺放疗是否真能拯救生命这个议题，各种研究的结果都不一致。一些研究报告表明根治性前列腺切除术相比观察等待有明显的好处。可是一项近期研究通过对 1600 多名前列腺癌患者做常规 PSA 检测，将手术、放疗和主动监测三种措施的效果进行了对比，结果发现在这三种情况下，患者死于前列腺癌的几率基本都一样。虽说如此，但在主动监测的那组患者中，很多在观察期出现了肿瘤恶化或扩散的患者最终还是需要积极干预和激素治疗。实际上，在该项研究进行的 10 年间，起初被随机分到主动监测那组的患者中有55％的人要求积极干预。

在主动监测期间，多次穿刺活检带来的创伤和频繁的 PSA

检测所伴随的焦虑不是每个人都能承受的，而且这些检查费很高。不确定性、临床症状恶化和变成转移性癌症的极大风险，都让很多男性患者不想选择主动监测，尤其是年轻的男性患者，不想让之后的那么多年都在担忧中度过。

总的来说，这些因素就像其他癌症的相关因素一样，都指向这一迫切的需求——更好地判定哪些人有风险并推出副作用更少、更轻的局部治疗方案。主动监测是否是最好的选择，以及对哪些人来说主动监测才是最好的选择，对这一问题的争论将会持续进行，直到我们能更好地了解哪些人有高风险，目前已知的是，像罗伯特那样携带 BRCA 基因突变的人群风险更高。

对于一个携带 BRCA 基因突变和 PSA 水平升高的患者，所有这些都变得不同。男性体内需要留意的基因突变是缺陷 BRCA2 基因。与 BRCA1 不同，BRCA2 更容易导致前列腺癌（即便如此，那些携带 BRCA1 的男性也需要做筛查）。一个突变的 BRCA2 基因可能较少在女性身上引发卵巢癌和乳腺癌，但它会导致一种恶性程度高得多的前列腺癌，而且这种癌症会发生在更年轻的男性身上。更重要的是，BRCA2 基因突变携带者战胜前列腺癌的几率要小得多。

过去我们认为，前列腺癌患者中的 BRCA 基因突变携带者

很少，大约只有 1%。可是更成熟的检测结果表明，在癌症已
扩散为转移性癌的患者中，超过 10%的人携带 BRCA 基因突
变或者家人携带类似基因突变，这证明 BRCA2 会导致恶性前
列腺癌。了解这个基因突变不仅能帮我们在早期鉴定前列腺癌，
还能为晚期前列腺癌患者的治疗提供依据。

与卵巢癌患者一样，PARP 抑制剂对 BRCA 相关的前列腺
癌有很好的治疗效果，为男性患者提供了一个更能忍受也更有
效的治疗选择。PARP 抑制剂能有效杀死无法修复 DNA 链断裂
的癌细胞，而无法修复 DNA 链断裂是 BRCA 相关癌症的特点
之一。这些针对 BRCA 基因突变携带者的药物给患者带来了一
线真正的希望。如果没有这些药物，他们只有死路一条。另外，
了解自己的遗传性癌症能为这些患者带来情感上的支持，也让
他们更具有远见，因此这件事的意义不能被低估。

这一点也同样适用于那些患有 BRCA 相关男性乳腺癌的患
者。通常这些患者在晚期才发现癌症，因为他们不知道自己有
这个风险。如果一个男士知道自己有得乳腺癌的风险，那么一
旦出现相关症状，他应该很容易就会发现。一般情况下，他们
身上的肿块在很小的时候就能被摸到，而乳腺 X 光也更容易检
测到男性身上的肿瘤。早期干预能提高乳腺癌的治愈率，如果
及早发现，只需要做一个很小的手术。预防性乳房切除术如果

由一位有经验的医生主刀，几乎不会在男性患者身上留下痕迹。男性得乳腺癌的后果与女性类似，只是早期的诊断和恢复对男性来说较为复杂，因为他们要"进入一个粉色的世界"——候诊室里都是女性。

我有一位男性乳腺癌患者，他是一名成功的律师，每次他都请求我带他从后门偷偷溜进乳腺 X 光检查室，这样他就不必感觉自己像个外来者，也不用忍受等候大厅里的女性患者们投来的好奇甚至是敌意的目光。不论我怎么安慰他，他还是会觉得特别不自在。即便有朋友和家人的支持，他承认自己还是不愿和朋友、同事聊自己的经历，甚至不愿承认自己得了乳腺癌。如果能消除这些情感上的忌讳，那么男性乳腺癌患者就能做到早发现早治疗，而且治疗效果也会特别好。

随着越来越多的男性开始做 BRCA 检测，并主动去做癌症筛查，我们需要认识到情感支持和医疗资源能对男性乳腺癌患者产生巨大的影响，任何携带 BRCA 基因突变的男性都应该享受到遗传性癌症相关医疗项目的服务。我们不应该让男性患者因不好意思做乳腺 X 光检查而死于乳腺癌的情况出现。

如果罗伯特早就知道自己携带基因突变，也许他无法阻止前列腺癌的发生，但是他能在早期就发现癌症，这样他就不用做那么多的手术，也不需要做放疗和激素治疗。罗伯特可以在

40 岁那年去做 PSA 检测，也会保证每年至少定期检查一次。希望在不远的未来，临床试验能带来一种新的方法来完全防止前列腺癌的发生。罗伯特的恳求就是希望那些知道家族中有 BRCA 基因突变的男士们能及时做检测，避免重蹈他的覆辙。

希望在我的儿子们 30 岁时，我们已经实现了这个愿望。希望那时候我们会有更成熟的检测技术和 BRCA 相关癌症的靶向治疗，这样他们就不用再重走我的弯路了。

我本来是被要求在专题讨论会上聊自己跟癌症做斗争的经历和我的研究成果，但是我更想谈的是我的期望与职责，那就是改变我们这些人的命运，让携带 BRCA 基因突变的患者生活得更安全。发言后，我精神振奋地回到自己的诊所。我相信我对于自己能否在现有岗位上继续工作的恐惧正逐渐消失，我开始接受自己同时作为医生和患者的双重身份。

CHAPTER 9

第 9 章
手术台不是治疗的终点

是患者也是朋友

"你的检查结果都很好。你的皮肤和淋巴结中没有发现肿瘤细胞，肺里也很干净，没有发现肿瘤细胞，所有结果在我看来都很正常。"能把这样的好消息告诉利斯（Lis），我再高兴不过了。这是利斯被诊断为转移性乳腺癌的第二年。她每个月都会来我这里做检查。在过去的两年间，她的治疗效果很好。

我们两个同龄，都有 3 个孩子。在过去这几个月里，我们会在她来检查的时候聊一些各自家庭和乳腺癌以外的事情，聊着聊着我们变得熟络起来。我以为我的评估给这次会面画上了一个圆满的句号，于是我走到水池边洗手，准备离开。还没等我打开水龙头，利斯问了一句："你觉得现在是更换我的乳房假体的好时机吗？"

我当时看她的眼神一定是在说："你为什么突然会有这个想法？"我知道她早在十几年前就做了乳房再造术，那是在她首次被诊断为乳腺癌以后做的，所以到现在确实是有一段时间了。但是从医学角度来讲，她的乳房假体还是很安全的，几乎都没有发生过什么组织反应，而且从外观上看，她再造的乳房还是很好看的。

利斯停顿了一下，说："请不要认为我是出于虚荣之心。我只是觉得自己已经做好准备去更换新的假体了，准备再对它们做一些改善。如果相关的技术方面有了新突破，出现了新形式的假体，我很乐意了解一下。"

"不要误会，"利斯抱歉地笑了笑，好像一时不知道是否该继续说下去，"其实我对现状很满意，也已经习惯了再造的乳房、它们的伤疤和外观。我对乳房再造的效果很满意，而且我也清楚不是每个人都能像我这么幸运。"

7 个月前，我刚做了乳房再造术，听她讲话时我能感觉到自己有些紧张。我治疗过很多做单侧或双侧乳房切除的患者，我知道大部分女性患者对失去乳房这件事或多或少会有些伤心。可是不管这种手术是她们自愿选择的还是迫不得已做的，几乎不会有人后悔做了切除乳房的决定。因为她们做决定的主要目的是求个心安，不用担心再次得癌症。我现在看着利斯，想象着这位年轻女性当年的勇敢果断。她做了双侧乳房切除术，而且"做得很彻底"。即使她的癌症最终还是转移了，她看上去也没有因当初的决定感到后悔。站在利斯旁边，我突然感到一阵焦虑。我知道乳房切除术对于大部分女性来说并不能真的救命，万一我的这个手术最终被证明只是徒劳，那该怎么办呢？我现在一想到这个还是会感觉很痛心。

"你花了多久才接受自己失去乳房的事实？"我不假思索地问道，同时本能地把双臂交叉抱在胸前。

很显然，她对我的问题感到吃惊，她没有立刻作答。我把目光移至别处，一时忘了自己的医生身份。我能感觉到她在仔细观察我的胸部。当她再次抬起头来看我时，好像已经知道了是怎么回事。

"你为什么这么问？"她看着我的脸，似乎在寻找答案。

那时我还不太习惯跟患者说自己得乳腺癌的事——更不要说在患者就诊时说起这事。我还没有坚强到能够坦承这件事。我不确定患者们知道医生也经历了跟她们类似的过程后会怎么想，所以我不想占用她们宝贵的就诊时间。如果病人知道我也得了乳腺癌，我也没有躲过这个我每天都在治的病，她们会不会觉得我不能胜任自己的工作？

可是利斯不一样。我们之间有种特殊的纽带，而且此刻我内心十分挣扎。我既需要一个过来人的鼓励，又需要划清工作和生活的界限。我专注地看着眼前的病例，好长时间没说话，希望她能忘了我的问题。

过了一会儿，我意识到她那双探寻的眼睛依然在看着我，我深吸了一口气，说："6个月前，我做了双侧乳房切除术。我想知道一个人最终是怎么接受这个现实的。"

"你现在是什么感觉？"利斯问道，然后静静地握住我的手。

我慢慢地思考着这个问题，意识到我真的还没做好准备来讨论这个问题。

"嗯，鉴于当前这种情况，"我转移了话题，开始回答她一开始的问题，跟她详细解释了乳房再造方面最新的技术进展。以医生的姿态讨论医学方面的东西，时不时穿插一些专业术语——我又回到了自己的舒适区。

也许她感觉到了我内心的挣扎，没有继续追问。我们聊得更多的是修正她再造的乳房都有哪些可能的选择。

"你觉得我这样做值得吗？你有什么医学上的顾虑吗？"

她的问题里其实隐含着这些根本问题——首先，我是否觉得她能活到需要做这个手术的时候；其次，因为她得的是转移性乳腺癌，她担心很难找到一个医生会仅仅因为美观而同意让她再做个大手术。她的担心不是没有理由的，因为我不止一次听同事说过，如果患者的生命只剩下几个月或几年的时间，那么这种手术就没有意义。

"我觉得你看上去很美，"我说，"之前你填充的是盐水假体。现在有了新形式的假体，它们外观更好看，手感也更好，你会更喜欢它们。目前大部分假体都是硅胶制成的，经过十多年的大量检测，它们被认定是安全的。最初那些有关假体泄漏的顾虑都已被消除，而且硅胶假体的形状和稳定性要优于盐水假体。不过人们还是对一种假体存在担心，那种假体会导致一种不常见的淋巴瘤，但是这种类型的假体特别少，至少现在的医生不会再用这种假体了。"

我直视她的双眼，和她的目光交汇，又补充道："从肿瘤学的角度看，我对你的这个想法没有任何顾虑。你要是同意的话，我会给你推荐一位很好的整形外科医生，这位医生不仅技术好，还能理解你的困惑，同时也会照顾到你的特殊情况。"

谈话快结束的时候，利斯又用鼓励的眼神看了看我，有关她的情况已经讨论得差不多了，现在该聊聊我的事了。不知道为什么，当时我没有心思去讨论自己的事情。我知道我还没有做好与病人讨论这件事的准备，至少和利斯是这样。她的病比我严重得多，我怎么能在她面前为自己的情况感到伤心呢？我怎么能给患者增加负担，让她反过来安慰她的医生呢？我的乳腺导管原位癌已经成为过去式了，但她的余生都要与转移性乳腺癌做斗争。我后悔一时没控制住自己，向她展示了自己被白大褂掩盖得严严实实的另一面。

我走向诊室门口，想接着看下一位患者。这时，利斯缓缓说道："等你准备好的时候，我很乐意跟你聊一聊。我的病可能比你的要严重，但这并不意味着你没有资格感到痛苦。在我治疗期间，你一直都是我的坚强后盾，我很乐意能帮你做些什么。有需要的话你随时都可以来找我。"

我点了点头，给了她一个拥抱。"谢谢你，我真的很感谢你主动提出这些，但是现在是在诊室，我们所有的关注点都应该是你。"

我强挤出一个微笑，然后走出检查室。我需要有个短暂的缓冲才能去看下一位患者，于是我走到楼梯间，坐在了台阶上。

医生没有资格痛苦？

我感觉如何？我真的不知道该怎么回答这个问题。

一方面，我觉得自己真的很幸运。我得的只是 0 期乳腺癌，除了淤青和伤疤，其他一切都好。从长远来看，我的生命基本没有受到真正的威胁，我的生存几率几乎是 100％。我的乳房再造术很成功，没有任何并发症，而且身体的外形也没有什么改变。难道我不应该觉得越来越好吗？我这一生因为运动受伤做过很多手术。对于我来说，每次手术恢复期间的活动限制要比身体疼痛更让我沮丧。就算我身上开过刀，但生活还是会继续。为什么这次会如此不同呢？

的确，对于大部分患者来说，身体上的痊愈好像要比心理上的快得多。经历了最开始做决定时的忙碌混乱之后，所有的精力都集中在如何度过各种治疗、如何应对治疗带来的副作用，以及如何维系生活。早期乳腺癌或其他任何可治愈的癌症的治疗机制都是很直接的：手术、化疗、放疗，只是不同的癌症对应的治疗顺序可能不一样。

家人和朋友会给予诸多支持，他们会频繁地看望患者，给他们安慰。医生们会给出一个结构清晰、大部分情况下都能受到大力支持的治疗蓝图。我平时工作很忙，几乎没有空闲去想其他事情。将癌症纳入本就忙碌的工作和育儿生活中，真的不是一件容易的事，但我还是想办法做到了。现在，所有这些都结束了，按理说生活应该回到正轨。但不知为何，事实并非如此。

就在前一天，我走在医院大厅通往办公室的路上时，看到那一间间办公室门口贴着我同事们的名字，那些名字是如此熟悉：贝格斯兰（Bergsland）医生，沃伦（Warren）医生，贾汉（Jahan）医生。作为一名患者，我感觉自己再也不属于他们这个医生群体了。但是当我回到自己诊室、给患者们治病时，我又不觉得自己是个病人。事实上，我为自己的不开心感到惭愧——明明已经如此幸运了却还是不知足。

以前我只是从旁观者的角度看待患者的经历，可现在我正在亲身体验这些经历。在诊室忙碌地工作时，我会突然被一种说不出来的恐惧所包围。我要是遇到一个也是只得了乳腺导管原位癌，但肿瘤已经扩散到了肝脏的患者——我相信自己会没事的那份信心就会被完全击碎了。我会是这样吗？

我的自我定位已经模糊了，被夹在原来那个"身体没有问题"的我和现在这种说不清的新状态之间。我已经失去了那种永生的感觉和对生命韧度的乐观心态。

有天晚上，我梦见自己接到一通电话，说肿瘤已经扩散到大脑。我在茫然与惊慌中醒来，然后在黑暗中摸索自己的手机。手机确实在响，是一位急诊室的医生打来的，他问我有关一位共同患者的情况。脑瘤的想法已经成为我的梦魇，将我完全吓傻了。有次我读到某位 85 岁高龄的老人的讣告，然后思维陷入一个无边的黑洞，心想自己也许活不到那个年纪。

所有这些经历对我来说都太熟悉了。这些经历我在教科书、博客，以及与患者的交流中听过太多次了。患者们告诉我，她们会连着哭好几天，或者在没有任何缘由和征兆的情况下突然大哭。大部分患者讲述这种经历时都会提到一点：无论预后有多好，无论家人和朋友提供了多么强有力的支持，这些都起不到安慰的效果。很多时候患者甚至不愿再给家人和朋友增加额外的负担，因为他们已经承担了很多。患者很难向别人解释癌症带来的孤独。

对于很多患者来说，这个阶段（我还没给这个阶段想出一个好名字）的感觉就像在一场车祸中幸存下来。虽然伤疤已经痊愈，但是车祸的情景还久久萦绕在心头。从身体层面来讲，最坏的情况确实已经结束了。我已经做了上述所有能做的努力，甚至是更多的努力，好让自己从癌症的阴影中走出来。眼前的危险是消失了，但我心理上的创伤还没有得到平复。内心深处，我依然被恐惧和威胁包围，尽管表面看来我一切都好。

这种情况不仅发生在被诊断为癌症的患者身上。我想起有个年轻的患者，她因为携带 BRCA1 基因突变，做了降低风险的双侧乳房切除术和卵巢切除术以预防癌症。她的手术很成功。做完乳房切除术和乳房再造术后，她来到我这里就诊，整个人光芒四射，很激动地对我说一切都过去了，她随时都能接受面前的任何挑战。她想让我完全相信她现在的生活特别好，她迫不及待地想回到举重和社交的世界。听着她的话，我不确定她是想让我相信她过得很好，还是想让她自己相信。但是，我希望她是真的过得很好。

"我很高兴你挺过了所有的手术，现在看你一切都好我也很开心。"我鼓励她，"可是，在接下来的几个月会出现一种很常见的情况，那就是失去乳房和早早进入更年期，这会让你很不好过。你可能要花 12 ～ 18 个月的时间才能恢复，然后重新找到自己的方向。你要知道，我会一直陪着你的。"她看着我，不太明白我到底想表达什么。我有些后悔扫了她的兴。一年后，她告诉我，她终于意识到我当时的话有多正确。她说自己花了将近两年的时间才走出术后的阴影。回想起来，她很庆幸自己已经提前知道这种恢复需要一段时间。

坐在台阶上，我本应把所有这些话说给自己听。"癌症忧郁"是个范围很广的概念，程度轻的可能是很难适应新环境，严重的可能是那些有过创伤史的患者的创伤后压力又被激活，甚至导致明显的抑郁。对于一些人来说，它可能只是一种生存焦虑。但不同的人所体会到的感受可能大相径庭。

我不断给自己施压，努力让自己开心起来以战胜癌症，但这给我带来了严重的心理伤害。作为一名医生，我习惯了积极向上，习惯了想方设法鼓励患者并保持乐观。很多时候我会由衷地感激自己痊愈了，可以继续前进了。但是有时候我又不会这么认为。有一次，我在赶一个项目，突然觉得特别沮丧。一个同事跟我开玩笑："你要知道你只是个人啊，你可以让自己稍微休息一下的。"我居然对她的话感到愤怒。以前的我不会轻易失控。她关切地对我笑了笑，然后告诉我"对自己好一点"。在任何乳腺手术后，痊愈并重新获得健康的自我认知都需要时间，她劝我接受这个现实。不知出于什么原因，"对自己好一点"比"让自己休息一下"更让我印象深刻。我在接受现状的时候经常用这句话提醒自己，这个简单的小诀窍真的很管用。

作为一名研究人员兼临床医生，我知道在 2 ～ 3 年的时间里，几乎每个患者都能回到被诊断为癌症之前的生活状态。我能预期到每位患者都会恢复，也会帮助她们做心理建设。在对患者身体层面的治疗上，我有专业术语、手术和治疗方法，但是对患者心理层面的治疗我几乎无计可施。现在我明白了，能理解患者经历的那些痛苦本身就是一剂良药。

既然手术会给患者的身体和心理带来双重风险，为什么还要做呢？患者在做完乳房切除术后，无论对乳房进行哪种形式的修复，包括植入假体或自体脂肪移植，或者是修复乳房肿瘤切除术造成的乳房损伤，所有这些过程都不是徒劳的。相反，它们是愈合和恢复过程中不可缺少的一部分。经历过乳房再造的女性更不容易抑郁。从长远来看，她们普遍更容易知足。有一个好的手术结果总是重要的，但是对于乳腺手术来说，巩固患者的自我意识似乎更为重要。为了让最终结果尽可能完美，所有为之付出的努力都是值得的——即使这意味着要多经历一个步骤。

有种错误的观点，认为乳房再造术对年长的女性来说并不重要，这种说法太无情了，尤其考虑到乳腺癌是更常出现在年长女性身上的癌症。任何一个医生都不应该接受女性患者这样的发问："为什么我这个年纪还要……"没有人会因为年纪太大而无法做乳房再造术。

也许一开始年长女性会认为好的形体外观不是那么重要，但是那些做了再造术的女性心理上明显更健康，恢复过程也好了许多。多项研究表明乳房再造术不应有年龄限制，而且没有什么证据表明年长女性会有更多并发症。

有很多科学报告和行外的媒体报告将一种手术的满意度和另外一种手术的满意度进行过对比。对于每位女性来说，合适的手术选择都应该基于患者和医疗团队的深入交流。患者可以问问其他人的意见，也可以问问医生所有可行的手术是否都适合自己。这种对话可能会比较尴尬且私密，所以带朋友一起去会有所帮助，她可以帮你问那些重要的问题。毕竟这是你自己的身体。

有些人手术后会后悔，通常是因为她们掌握的信息不够全面，没有了解相关风险。不过任何人都不应该有被迫做乳房再造术的感觉，有可能患者听了所有的再造术选择后就不想做了。无论如何，有多个选择总好过只能被迫接受一种结果，而且再造术在之后的任何时候都可以做。

对于一些女性而言，至少短期看来，癌症忧郁可能会转化为抑郁，可能需要用抗抑郁药治疗。如果抑郁感长期存在、无法在日常生活中找到乐趣，或者对熟悉的活动失去兴趣，那可能要考虑患者是否患上了重性抑郁 (Major Depression)，而这种情况会影响癌症的康复。抑郁的程度与癌症的严重程度没什么直接关系，但是化疗留下的影响或者对激素治疗的不耐受都会加重抑郁的程度。在一项早期研究中，我们发现那些 0 期或一期癌症患者在应对癌症治疗时更为痛苦。

对于那些患癌之前得过抑郁症的人，或是有过严重创伤的人来说，被诊断为癌症可能会让他们重陷抑郁或再次被创伤折磨。其实抑郁症极其常见，被诊断为癌症并不是它的唯一病因。抑郁症可以影响一个人的睡眠、饮食、精神状态、注意力和自我形象——甚至会让人反复产生死亡或自杀的想法。也许你在低谷时期不想去寻求帮助，也许你需要来自外界的干预，不论是何种情况，你都要知道，一切都会好起来的。

他又没陪你一起来吗？

现在，我们已经了解癌症不仅会让患者与自己的关系变得紧张，也会完全改变或颠覆她与外界的关系。很多照顾癌症患者的人会对其阴晴不定的情绪和无理的要求感到茫然，不知所措。我见过最富有支持力的婚姻和友谊因此破裂，也见过爱情、友情之花出乎意料地盛开。我仍清楚地记得自己接受所有这些手术期间是有多感激大家给予我的无微不至的照顾。但是癌症有时会让人难以忍受，致使那些最亲密的关系走向破裂。

跟大部分人一样，我以为自己很擅长处理人际关系。但是大约5年前，我受到一次沉重的打击。当时我有位患者名叫莱利（Riley），她得了转移性乳腺癌。她的丈夫查德（Chad）对她特别关心。他们第一次找我问诊的时候，查德几乎是专横地主张对莱利进行积极治疗。他不怕花钱，只求爱妻能得到最好的治疗。他会有礼貌地请我用精确的证据及令人信服的理由来证明我为什么选择某种治疗方案，而不是其他方案。我当时的想法是，莱利能有这个男人的爱与支持真是太幸运了。

6个月以后，激素治疗对莱利不再有效，她更痛苦了，入睡也变得困难。扫描结果显示她的病情恶化了，所以我给她换了一种新的治疗方法，这种新疗法再次受到查德的详细审查。

但是莱利下次再来的时候是独自一人。我问她查德在哪里，她说："他有一个大项目要忙。"隔了一个月，她再来的时候，查德还是没来，她找了另外一个借口。当莱利第四次来的时候，她说自己正准备离婚，并且搬到了姐姐家住。更进一步说，她正在失去自己的保险。一年之内，查德和莱利分道扬镳。当莱利告诉我这些的时候，我对查德的行为感到不齿。

直到给莱利治疗了 18 个月后，有一天我在医院附近的咖啡店排队买咖啡，站在我身后的男人跟我打了招呼。我一看是查德——所有那些关于他的负面想法都涌上心头。我无法掩饰自己的愤怒，故意用冰冷的语气回应他。我一整天都特别忙，买咖啡的短暂时间是我第一次可以喘口气，我可不想把宝贵时间浪费在这个人身上。

查德看着我，很快意识到我不想跟他说话。

"你知道吗，我根本不想离婚。"他直奔主题。我不相信他的话，可是我看他脸的时候，注意到他有双很善良的眼睛。他的眼睛仿佛在恳求我相信他。

我叹了口气，态度变温和了。"你想跟我聊聊这件事吗？我有几分钟的时间。"我提议，同时有些气自己这么轻易被拉入与他的谈话。

我捧着那杯看起来已不再诱人的咖啡，坐到角落的一张空桌边。他也跟了过来，不知该从何说起。我扬起眉毛看了眼手表。

"我知道你肯定认为我是个彻头彻尾的混蛋。"他开始说，"你这样想没错。我本来应该做得更好，只是我不知道该怎么做。她一直很难过，不论我做什么都不能让她高兴。我试着逗她笑，可是她会突然放声大哭。我试着抱她，她会僵住或把我推开。我觉得特别无助，然后搞砸了一切。"

他语气里的悔恨让我的怒气消失了。

"现在说这些已经太晚了，但我真心希望她一切都好。"他补充道，"她怎么样？"

"你是知道的，我不能跟你讨论她的情况，但是我希望你能主动去找她，告诉她你的感受。至于这能不能修复你们的婚姻，不是我能决定的。我敢肯定的是，她会很感激你这种友好的表示。"

"你会告诉她吗？"他问我。

"不会，我觉得你应该自己去跟她说。"

走回医院的路上，我不禁懊悔起来。我应该多关注莱利的心理健康。莱利被诊断为乳腺癌 3 年后，另一位年轻男士开始陪她一起来医院检查。他说他叫马特（Matt），是莱利的"一个朋友"。马特和她一起来了 3 次，当他第一次没出现时，我想起了查德的经历。我有些担心她，小心翼翼地问马特今天在哪儿。

"他在外面的等候大厅。"她回答。

"你不想让他和你一块进来吗？"

"不，我今天想一个人做这件事。"她有点生气地说。

莱利指的是我们今天要一起看她最近的扫描结果，并讨论治疗是否有效。这些扫描结果包括肺部、肝脏以及脊椎和骨骼的扫描，这些检查她每 10 ～ 12 周就要做一次。

"你确定吗？我很乐意让我们的工作人员把他叫进来。"我提议。她摇了摇头。

我在电脑上调出她的 CT 扫描图像，然后指着图像告诉她，肝脏里的所有肿瘤都在缩小。很明显，这次的化疗起作用了。她对这次化疗的接受度也很好——那天我发现她看起来特别漂亮，数月前脱落的头发也开始重新生长。

"这真是个好消息，我很高兴你进展得这么顺利。"我站起来的时候，她哭了。

"既然我们已经知道这个好消息了，接下来聊聊是什么让你这么不高兴吧——还有那位既帅气又会照顾人的先生，为什么他一个人坐在等候区呢？"我带着坏笑温柔地说，然后又坐了下来。

"他太好太善良了，但是他值得和更好的人在一起，一个不是快要死去的人，也不是一直都在生病的人。"莱利哽咽着说，

214

眼泪顺着她的脸颊流下。我又想起了查德说当初莱利是如何推开了自己。

"或许你说的是对的,"我答道,"但事实是他在外面等的人是你,而不是别人。"

她还是退缩了:"我不忍心这样对他。我会死的,而他不得不眼睁睁地看着我死去。"

我的眼里已充满泪水,我说:"马特是知道这个的。不要把他推开。答应我,你至少应该考虑一下。"我紧紧地抱住她,让她在我怀里哭了会儿。

接下来的一年,马特教莱利冲浪。当她因为癌症和化疗变得更虚弱的时候,马特带她去了毛伊岛(Maui),和她坐在梯田上看日落。一年后,莱利去世了。去世的时候马特就在她身边。那年她刚 32 岁。我至今仍保留着马特写来的感谢信,他说因为我他才获得了这一辈子中最宝贵的一年时光。

我在低谷期时会想到莱利,我仔细考虑了什么会帮到我,我该怎样跟其他人示意我想要也需要帮助。远在天国的她告诉我,要主动去寻求别人的帮助,即使这一点很难。可是一直以来我习惯了领导者和控制者的角色,很少会真的需要别人的帮助。作为一名医生,我受过专业训练,知道如何和患者进行困难的对话。作为一名患者,我意识到很多人,包括亲密的朋友,都会觉得跟患者谈论癌症这个话题太困难了。不止一个患者跟我抱怨过"你可以战胜癌症！"毫无用处，这句话只会让她感觉更孤独，比知道自己得了不治之症、很有可能会死更让人难受。

我不得不提醒自己和我的患者：大部分人并没有很多进行困难对话的经历，有些东西摊开来说的确会让人无法忍受。所以把这种对话导向一个简单的问题，比如"你感觉怎样？""你想跟我聊聊这件事吗？"会大有帮助，而不应该让自己的尴尬被患者误解为没有同情心，或者可以问个更具体的问题："我有什么能帮上你的？"作为患者，一句很简单的话比如"没关系，我们可以聊一下这个话题！"通常会帮助那些不知道该说什么的朋友和家人开启一场对话。

对我来说，心理层面的痊愈更多的是通过一些简单的干预以及时间的推移来实现。我一遍又一遍地以不同的形式提醒自己要好好照顾自己。锻炼和充足的睡眠——这两样是我职业生涯中的奢侈品，现在它们变得尤为关键。有足够的数据证明这两者对癌症患者大有裨益。

我一直都很喜欢锻炼，在我恢复期间，跑步成了我的安全空间。就像家里那只拉布拉多一样，不管外面的天气如何，跑步总能像一束阳光射进我心中阴霾的地方。我养的拉布拉多名叫桑普森（Sampson），每次我开始系鞋带的时候，它都会摇尾巴。跑步时我听着自己双脚撞击地面的声音，感受着肺部的燃烧以及内心的宁静——它们与这个没有烦恼的时间段完美匹配。

锻炼也许不是适合所有人的减压方式。有的患者可能在患癌症以前没有锻炼的习惯，或者锻炼会让他们疲惫，甚至单是想想锻炼这件事就够累的。当你因为化疗而感到恶心和筋疲力尽时，当你因为激素治疗而感到浑身关节疼痛时，当你正经历提前进入更年期的痛苦时，当你刚做完雌激素替代疗法时，你最不想做的事就是去健身房。

有一个集合名词叫医疗疲劳（Medical Fatigue），它包含好几种症状，包括无精打采、持续的疲惫感，以及筋疲力尽。它不只是和某种特定的活动，如做一整天的家务、锻炼或其他费力气的活动相关。这种疲劳通常不能通过休息缓解，无力感会持续数天甚至数周。患者和医生一直都在寻找能缓解这种疲劳的药物——要是能通过吃一粒药就改善这种状况，岂不是更好？

疲劳感可能会特别烦人。讽刺的是，人们因为疲劳而躲避的事情却是最有助于缓解疲劳的。锻炼能在多个层面为我们的身体创造奇迹，它可以减肥，也可以提高心脏健康水平。很多研究甚至把锻炼的好处与心理及药物干预的好处做了对比，有项研究把1万多名受试男女随机分成三组，分别让他们用药物、精神支持和锻炼的方式对抗疲劳。数据结果令人惊讶：锻炼在减轻癌症相关的疲劳方面最有效。锻炼的形式并不重要，它可以是剧烈的有氧运动，比如跑步；也可以是无氧运动，比如举重；或者只是简单的走路。最重要的是，我们从这项研究中得知，莫达非尼（Provigil）或利他林（Ritalin）等药物的效果并没有锻炼好。

问题的核心在于要找到慰藉，而每个人的方法各不相同。对于大部分患者而言，走到户外、投身大自然的怀抱能起到一定的缓解作用。也许你无法跑步，但肯定有某种形式的锻炼会帮到你。

CHAPTER 10

第 10 章
家族基因：诅咒还是解药？

TWISTING FATE

"我还有别的选择吗？"

又是一年初夏，我因为乳腺癌而过得像过山车似的一年终于结束。我恢复了对自己生活的控制——乳腺癌诊断、双侧乳房切除术、乳房再造术、切除卵巢、阵发性抑郁和恐惧，所有这些都过去了。刚被诊断为乳腺癌的那几个月里，我总会关注那些情况不好的患者，脑子里唯一的想法就是我会变得跟她们一样。即便在那些情绪特别积极、坚信一切都已过去的日子里，我还是很容易产生自己身上还潜伏着癌症的想法。

现在，距我被诊断为乳腺癌已经过去了一年，我刚过了49岁生日，正在为波士顿马拉松做训练，同时忙于应付每天生活中的大小事宜。渐渐地，我的信心又回来了，我相信自己会没事的，担心自己再次得癌症的想法也逐渐减少。那天我刚从中国出差回来就收到父亲发来的最新腹部 B 超的检查结果。读他的邮件时，我的直觉告诉我，BRCA 基因又一次在我的家族作怪了。

我和父亲每周都会进行一次视频聊天。几周前，父亲提到他的胃有点小问题。他一直很健康，这个症状看上去可能是消化问题，所以他没有什么担心的理由，也没有把它当回事。他78 岁了，天生是个坚忍的人，而且身体很好。他不吸烟，也极少喝酒。可是他的医生想确认一下这到底是怎么回事。这个医生在胃肠病学方面经验丰富，20 多年来我父亲一直找他看病。

在我父亲这个年纪的男性中，大部分人都有消化问题，病因各不相同，那些原因在我看来都不是大事。但是当父亲跟我说"胃有点不舒服"时，我想到的不是溃疡或便秘这些问题，而是前列腺癌。

自从我得知自己携带 BRCA 基因后，我需要找出它到底来自哪方，父亲还是母亲？我母亲那边的亲属中有几位得过结肠癌，但是没有人得过乳腺癌或卵巢癌。母亲现在 70 多岁，身体很好，没有得癌症，她现在的家庭里也没有人得癌症，所以她携带 BRCA 基因的可能性很小。

基本可以肯定的是，我父亲携带这个基因。他那边的亲属中没有很多得癌症的女性，但是他的家族本就人少。他是独生子，他的父亲在 36 岁那年死于二战，他的祖父母亦是如此。

他母亲的确得过乳腺癌，可是她被诊断为乳腺癌的时候已经 65 岁了，大家也很少提及这件事。她这种情况真的不算是典型的 BRCA 基因突变案例。可是，正如我们现在所知道的那样，在很多有遗传性癌症的家庭中，有许多不为人知的基因突变的情况都被忽略了。回想起来，父亲的外婆 29 岁就去世了，从她当时的症状来看，她得的应该就是卵巢癌。

2013 年 1 月，只有那些至少有一位家庭成员在不到 50 岁时得了乳腺癌或卵巢癌，并且还有一位年轻的一级亲属（父母、兄弟姐妹或孩子）得了乳腺癌或卵巢癌的人才能做基因族谱检测。那些已知有家庭成员携带 BRCA 基因突变的人也可以做这种检测。我父亲做了检测，很快我们得知他确实携带 BRCA 基因突变。现在，还不到 5 个月的时间里，他就有了肚子疼的症状。

父亲幸运的一点就是我们知道他携带 BRCA 基因突变——因此他得胰腺癌和前列腺癌的风险会更高。他被诊断为胰腺癌的时候，医生是不会建议携带 BRCA2 基因突变的人去做胰腺癌筛查的——即使是今天，这种筛查也只有大型医疗中心才会做，而且是给那些已经知道自己携带这个基因突变的人做。

胰腺癌有很充分的理由让人们感到恐惧。自我 20 年前在医学院看到第一个胰腺癌病例起到现在，这种情况一直没有改变。胰腺癌是我们已知的最致命的癌症之一，其中一部分原因是这种癌症很少能在早期被发现。每年大约有 53000 名男女患者得胰腺癌。尽管医学在其他所有方面都取得了进步，但每年还是有 43000 人死于胰腺癌。

这些患者中只有大约 5000 人的胰腺癌处于早期，还可以通过手术治疗。即使在这 5000 个情况最好的患者中，手术干预的时间通常也太晚了，3 个人中只有 1 个人的存活时间超过 5 年。对于那些不过量饮酒或吸烟的人来说，大部分人得胰腺癌的风险大约是 1%，而且这种癌症通常会发生在晚年——大约 70 多岁的时候。女性得胰腺癌的风险略低于男性，但没有低很多。晚期胰腺癌患者能活过 1 年的几率不到 50%，不到 10% 的人能活过 5 年，只有那些特别幸运的、很早就发现癌症的人才能长期存活。我奶奶从被诊断为再次得癌症到去世仅仅经历了 8 个月的时间。

BRCA2 基因突变携带者得胰腺癌的风险要更高，而且得癌的年纪要比一般人小：通常是在 50 ～ 60 岁。胰腺癌是 BRCA 基因突变相关的第三常见的癌症，男女都会得，很多得 BRCA2 相关胰腺癌的女性已经得过乳腺癌。如果家里有人得胰腺癌，需要格外注意，因为胰腺癌会家族遗传。

2013 年 7 月那个阳光明媚的早上，我坐在餐桌旁，看着眼前的腹部 B 超报告，心情异常沉重。B 超结果显示胰腺区域有阴影，虽说这并不一定就是癌症，但确实是阴影。那个胃肠病医生建议我父亲做进一步的全面检查。

我跟他的医生聊过了，那位医生试着安慰我："这很可能不是什么值得担心的问题。"为了彻底弄清楚这是怎么回事，而且父亲携带 BRCA2 基因突变，我们同意让父亲再做一个 CT 扫描以便看得更清楚。

几天以后结果出来了。扫描结果显示他的肝脏上还有一处病变，而且胰腺内部或附近有一个大肿块，现在还无法确定这个肿块到底是什么，也不知道是不是癌症。众所周知，就算是 CT 扫描也无法清楚地把胰腺里的肿瘤与其他非癌变物质区分开来。即使是经验丰富的放射科医生也很难确定这肿块到底是什么。CT 检查报告确实给我们提供了更多信息，但是都没有什么用。这就是为什么现在专家们会建议疑似胰腺癌患者做磁共振成像。

我的父亲——这位一辈子都在做精准的确定性测量的工程师变得沮丧了，因为跑了两趟医院，做了两种不同的扫描检查，他的病仍然没有得到确诊。我们只是知道他体内有个"病因不明的大肿块，有恶性肿瘤的嫌疑"，而且他觉得医生们都"有些含糊其辞，态度不明朗"。可惜这种情况太普遍了。除非胰腺内的肿瘤已经是晚期，否则对疑似胰腺癌患者的检查都是繁多而不直接的。很多像我父亲一样的患者会经历多次无法定性的扫描检查和活检，出来的报告也都是含糊其辞。有次他看完医生回来后，跟我说如果工程师们都像"你们"这样建造桥梁（这里的"你们"统指医生），那很多人都要被悬在半空中了。当然，站在医生的角度，只要没有确定的证据指向癌症，我们就不会担心。但是我知道从患者的角度来说，只有确定了这不是癌症，他们才能安心。

我试着对父亲解释，CT 扫描在寻找肿瘤方面很有效果，但是一旦发现有疑似肿瘤，就需要做针对特定脏器的磁共振成像，因为它能更好地检查细节。接下来的检查——总是有接下来的检查——就会更能定性了。

这个特定的磁共振成像需要专门的仪器以及一个能解读这些图像的专家，父亲不得不去另外一个城镇做这项检查。他到了那里以后，护士让他取下身上所有的金属制品及有磁性的物品。护士给了他一副耳机让他听音乐，同时让他躺在一个可移动的台子上，然后把他推进一个庞大的封闭仪器里。

与 CT 扫描和 X 光检查相比，磁共振成像没有辐射。可是被关在一个像石棺一样的机器里，听着检查过程中磁线圈震动发出的烦人的砰砰声，很多本来已经很焦虑的患者会完全崩溃。磁共振成像对于我父亲这种人来说一定很可怕，因为他儿时经历过二战，在那些遭受空袭的日子，有很多个夜晚他都要蜷缩在黑暗的防空洞里。

又经历了漫长的两天后，磁共振结果出来了。这次的报告没有含糊其辞：就在那儿，有个特别清楚的大胰腺肿块侵占了他的小肠，并包住了一部分血管，这注定了癌症情况比较糟糕——根本没办法切除。

之后的事情发展得特别迅速。医院让父亲去做了一个内镜逆行胰胆管造影术（ERCP），切取了一片肿瘤组织。在他被注射了一剂温和的镇静剂后，医生把一个带摄像头的管子从他口中放入，经过他的食管、胃，然后逆向经过胆管进入胰腺，用一根细针抽取了一片组织。

这个手术宣告了一系列无果检查的结束。检查结果很不乐观：是胰腺癌。尽管他一发现症状就立即采取了行动，尽管他的医生和我这个保护欲很强的医生家属都小心谨慎，父亲的肿瘤被发现时仍是晚期的，而且不能手术切除。确诊之后，我们在圣加伦（St. Gallen）的市立医院拜访了施米德（Schmied）医生。

施米德医生身材高大，他是胰腺手术专家，每年会做50多台这种手术。他人很友好，但一本正经。施米德医生带我们一起看了遍父亲所有的 CT 和磁共振成像检查的报告，告诉我们肿瘤的大小，并指出肿瘤已侵入十二指肠。他否定了进行手术的可能性，但他没有让我们灰心丧气。他特别详细地说出不想给父亲做手术的所有原因。不论患者处于哪个阶段，切除胰腺癌肿瘤都很难——这种手术只能让有经验的医生做。这个手术包括切除大部分或全部胰腺，部分小肠、胆囊，部分胆管、血管以及周围的淋巴结。虽说医生要完成的工作很繁重，但是患者吃的苦更多。3%～4%的人手术会失败，那些手术成功的人要花数月时间去恢复，而且术后通常会出现并发症，还需终身服用胰酶（Pancreatic Enzymes）和胰岛素。因此医生只有在有很大把握能彻底清除患者体内的所有肿瘤时才会做这种手术。

其他的治疗方式成功率同样很低。大部分情况下，化疗对胰腺癌的治疗效果没有对其他癌症的治疗效果好。就算有效果，也需要做三种化疗才能使这种肿瘤缩小。这三种化疗特别损耗身体，即便是身体最结实的患者也会出现极大的副作用，身体会变得异常虚弱。就算化疗有效果，治疗一旦停止肿瘤还会反复，所以很多患者根本没有从化疗中喘息的机会。

施米德医生跟我们解释了父亲不适合做手术的所有原因：父亲年事已高，又是癌症晚期，这两个因素会让这个手术变得特别危险，而且手术很有可能根本就没用。我父亲的案例已经在医院的肿瘤委员会上讨论过了。肿瘤委员会是由多个学科专家（肿瘤医生、外科医生、放射科医生和病理医生）聚在一起共同讨论一个案例的会议。在那次肿瘤委员会上，大家一致认为父亲的情况不能做手术。另外，父亲本人会希望自己的余生在漫长又复杂的康复之路上度过吗？

那一刻，我知道作为女儿的我很失败，因为我几乎没听进去施米德医生在说什么。我没有积极地做笔记记录医生说的那些东西，而是想象着施米德医生和很多患者进行同样对话的场景。不幸的是，只有那些能彻底切除肿瘤的胰腺癌患者才有一线生存希望，大部分患者的肿瘤已处于不可切除的阶段。

我问施米德医生，如果父亲的肿瘤缩小了，他会重新考虑手术这个选择吗？我指出父亲携带 BRCA 基因突变这个特殊情况，并强调他的身体特别健康。即使在这个年纪，他也能保证在大部分日子里每天骑行 20 公里，在不骑行的日子里他会去登山。因此他康复的几率肯定会比其他人高。

施米德医生沉默了一会儿，我能看出他内心在犹豫到底是该把我当成这个瑞士患者的女儿还是来自加利福尼亚的癌症专家。这次看医生，跟之前一样，医生会直接忽略父亲，跟我讨论。最终，施米德医生表示这种情况不大可能会发生。原则上来讲，如果我能想到一个办法让这种情况发生，他会重新考虑的。他祝我们好运，然后离开了房间。

父亲吃惊地说："哇，你还真有两下子！"

从父亲这个坚忍克己的人口中能说出这种话，那绝对是对我表示认可了。他是个现实主义者，童年在德国度过，他的父亲和所有的叔叔伯伯都死于战争，温暖和柔软这两个词几乎和他不搭边。

那是我们之间全新关系的开始。我知道未来我要在抗癌之路上鼓励他不要放弃。在生活中我们很少会遇到能真正运用自己的知识来拯救亲人的情况。

回去的路上我们没说话，都清醒地沉浸在各自的思绪中。回到家后，父亲去了他的花园，我和玛丽埃塔准备晚饭，期间我们两个都竭力控制着自己的情绪，说着无关痛痒的话，然后各自去睡觉了。

第二天早上我醒来时，瑞士夏日的阳光照进屋子。父亲和玛丽埃塔正在花园里坐着，我端杯咖啡走到他们那里。父亲用他那双深蓝色的眼睛看着我——他眼睛的颜色在那段日子变得更深了，和 BRCA 基因突变一样，眼睛的颜色也是家族遗传。父亲用镇定的语气说是时候要做个计划了。玛丽埃塔安静地坐在他身边，她的眼睛已经哭红了。

像很多刚被诊断为癌症的病人一样，父亲现在还是精神饱满，生活质量很好。我大脑中浮现的是曾经见过的死于胰腺癌的患者——他们明明身体健康，体格健壮，但很快被癌症摧毁，而这种变化通常发生在数周之内。尽管父亲已到了这个年纪，但他的生活节奏并没有慢下来，他还有很多计划。玛丽埃塔刚从教师岗位退休，就是为了陪他一起去旅行。

在过去的 20 年间，我是一个肿瘤医生，主要治疗晚期癌症患者。我曾经花了多年时间去寻找介于希望和现实之间的合适的话语，就算治疗前景一片惨淡也会引导患者做出适合他们自己的选择。不论医生多有经验，对患者有多关爱，他们都无法做到完美。我们会受到情感、能力和时间的限制。作为人类，我们的心情也有高低起伏。通常情况下，为了保持镇定，我们会用事实和医学术语掩盖真实的自己。即使患者和自己不是父女那样亲近的关系，但是和患者进行这种艰难的对话同时又不被他们的痛苦影响，对医生来说这是个特别痛苦的过程。我本是个不可救药的乐观主义者，极少会放弃患者。

当时，父亲看着我，期待我这个作为医生的女儿对他做出引导。他已经听到了，施米德医生和他的长年好友兼胃肠病医生对他做出的预后都是 6～12 个月——这是最好的情况。最近，他的一位朋友死于胰腺癌。我知道他很清楚事情的真相，我的职责就是不要用谎言蒙蔽他，不管这谎言是出于怎样的好心。

大部分胰腺癌患者的病情发展得很迅速。通常患者的胆总管（Common bile duct）会出现堵塞，然后胆汁会堵塞肝脏，导致肝功能衰竭及肝脏的快速坏死——或者更严重的时候，癌症会侵入腹腔神经丛[①]（Solar plexus），引起极大的痛苦。几乎所有患者的体重都会迅速下降，成为恶病质患者——这是被癌症损耗的结果。

我们知道父亲这种情况无法做手术，而严格的化疗程序会让他生命最后的时光过得特别痛苦。

所有这些他都知道，所有这些都会出现在他身上。但是，我的研究工作的重心就是为晚期癌症患者找到新的治疗方法。在内心深处，我知道是有希望的。尤其他得的是 BRCA 相关的胰腺癌，情况会不同于一般的胰腺癌患者。如果有足够的勇气，我们可以改变这条无望之路的方向。

我们坐在花园里，晒着太阳，被色彩缤纷的夏日花朵包围着，时不时还会听到鸟叫声。我问父亲他有多想承受治疗的痛苦以及能承受多久。

他思考了一会儿才回答我的问题。然后他看着我。看着父亲那双坚定的深蓝色眼睛，我第一次意识到我们的职责已经互换。他正在寻求我的引导，因为我是一个医生，也是他由衷信任的人。他还不愿意放弃，但是他需要知道我是否真的认为肿瘤可以缩小。

①腹腔神经丛：分布于腹腔器官的周围，是交感神经及副交感神经的分支，是最大的植物神经丛。

"有希望找到能缩小肿瘤的方法好让我做手术吗？"父亲问。

"有，"我说，"但是需要付出一定的代价。还有一个风险，尽管做了高强度的化疗，但是没效果，肿瘤可能会继续生长。"

"我还有别的选择吗？"他又问。

"你可以希望肿瘤长得慢一些，在肿瘤成为大麻烦之前度过一段有意义的时光。胰腺癌通常发展得既稳定又快速，迟早会引起疼痛，还可能会危害肝脏。"我忧郁地回答。

他又问了我一个更难的问题："你真的认为这个办法可行吗？"

父亲一直是我坚强的后盾——他既坚强又有自我驱动力，他面对困难时很少会退缩。在我还很小的时候，他就注重培养我的毅力与勇气。他从来不让我逃避挑战，总是相信我能行。在我的印象中，父亲没有轻言放弃的时候，我也不想让他那样。

"你成功的几率很低。但是凭我对你的了解，我觉得你宁可放手一搏也不会连试都不试一下。"

我看了看他，又看了眼玛丽埃塔，然后鼓足勇气，用最镇定的肿瘤医生的口吻说出自己的看法："如果你是我的患者，我会让你做四周的化疗，看看你的耐受度以及肿瘤能否缩小。如果没效果的话，我们只能放弃了，你也已经尽力了。如果有效果，我们再看肿瘤能缩小到什么程度，希望最终能让你做手术。"

父亲和玛丽埃塔点了点头。

"最后一个问题，你觉得我这个年纪可以接受这种治疗吗？"父亲问。

我想起父亲之前说过他比较担心自己的年纪问题，我含着眼泪笑着说："如果说有人能做到的话，那个人一定是你！"玛丽埃塔抓着他的手说："我们会一直陪着你的！"

你怎么还没死？

接下来的几天，我和父亲所在城镇的两位肿瘤医生聊了聊，然后一起制定了一个治疗方案。斯特凡·格罗特（Stefan Greuter）医生是个勇敢的年轻人，他表示愿意帮助我们，尽管他对用 Folfirinox 方案对我 78 岁的父亲进行治疗这一做法心存犹豫。这是一种联合化学疗法，就算是最坚强的患者，在接受这种疗法后，也会出现神经损伤、过敏反应、心律失常以及其他很多副作用。因为父亲携带 BRCA 基因突变，旁边还有我这个极有说服力的女儿，他才同意至少尝试一两剂这种减量的化疗。看到我父亲跳着走进办公室跟我们一起讨论治疗策略，他肯定觉得更放心了。父亲在做好准备对抗困难时仍然会跳。

直到最近我才承认，看着当今最让人厌恶的一种化疗药物流入至亲之人的血管时，我是有多恶心。在我的指导下，父亲接受了这种只能被称为毒药的药物。我在祈祷这种方法能起作用的同时，也发誓要继续把精力放在研制出可以治疗这种疾病的更好的方案上。

从一开始，我只是希望这种治疗能有反应——任何反应都行——所以我没预料到父亲的肿瘤会发生如此巨大的变化。两周后，格罗特医生激动地给我打电话，说肿瘤标志物（一种能在做扫描之前告诉我们肿瘤生长情况的验血检测）已经从 500 多降至 90，这是个特别巨大的下降。我让他把检测结果用邮件发给我，我想亲眼看一下。

那时我已经回去上班了。我收到玛丽埃塔发来的报告：不出所料，化疗的确让父亲很难受，但他总体上还能忍受。做完化疗后的第二天，父亲已经能下床活动了——他甚至还在房顶装了一块新的太阳能电池板。在接下来的 6 周里，他又做了三次化疗。化疗结束后，肿瘤变得比原来体积的一半还小。

父亲做完 8 周化疗后，我们去见了施米德医生。很显然，再次看到我们让他很吃惊，更让他吃惊的是化疗的确对我父亲起作用了。

"因为他携带 BRCA 基因突变。这类肿瘤对化疗的抵抗力要弱得多！"我解释道。

这位医生好奇地看着我问："为什么会这样？"

"BRCA 基因突变让人更容易患癌，但这种缺陷也是这类肿瘤唯一致命的弱点。BRCA 相关的癌症的 DNA 链断裂后很难进行自我修复，所以当我们用化疗来专门破坏肿瘤 DNA 时，肿瘤遭到重创，不能进行自我修复了。"我说，尽力让自己的话听起来不会有过分说教的感觉。

"啊，原来是这样啊。"施米德医生感叹道，还是用不可思议的眼神先看了看那些扫描报告，然后又看了看我父亲。那时，很多医生还不知道 BRCA2 和胰腺癌之间的关系，自然也不知道化疗可以在一些患者身上起到显著效果。

施米德医生和他的团队最终同意给父亲做手术，同时也向我们表明这个手术的难度并没有因为肿瘤缩小而降低。即使化疗效果显著，扫描也没有发现肿瘤扩散至肝脏或腹膜，但他有可能会在手术中发现父亲体内到处都是肿瘤，即便是最精确的扫描也发现不了有些初期的小肿瘤。

施米德医生建议为了谨慎起见，他会先给父亲做个腹腔小手术，随机取出一些组织样本以及肿瘤周围区域的淋巴结样本。病理医生会立即将这些样本拿去检查，看里面是否有肿瘤细胞。如果这些样本都不含癌细胞，他才能继续进行切除整个肿瘤的手术。

2013 年 10 月底，父亲被诊断为胰腺癌 12 周后，他做了这个期待已久的惠普尔手术①（Whipple Procedure）。我知道他的手术一定会成功——我这个当医生的女儿的直觉从来不会出错——手术的确很顺利。术后不到两天他就开始吃东西了。

由于恢复得很好，他术后第五天就出院了。施米德医生在手术中并没有发现初期的小肿瘤，他设法清除了所有的胰腺肿瘤，又快又干净。之后又做了进一步的仔细检查和测试，确定父亲体内已没有肿瘤残余。病理医生在显微镜下查看了所有的手术切缘，报告说切缘都很干净：肿瘤被切除了，周围留下一圈健康的组织。施米德医生提醒我们，恢复过程可能会比较困难。我父亲没有超重过，但是身体很壮实，有结实的肌肉。刚被诊断为癌症时他体重170磅②。

不到两周，我们担心的副作用出现了，尽管手术后他的胃口恢复了，也恢复了正常饮食，但他的体重开始下降（总共轻了40磅，后来再也没有胖回来）。实际上，他一直很想吃。可是他吃什么都不香，而且大部分食物都让他有饱腹感甚至是腹胀感。这对他来说不仅是身体上的打击，还是一种情感上的打击，因为他对食物一直持既珍视又享受的态度。他们的大部分食物都来自玛丽埃塔的花园，像很多瑞士人一样，他很喜欢牛

---

①惠普尔手术：指胰、十二指肠切除术，用于胆总管中、下段癌，乏特壶腹周围癌，十二指肠恶性肿瘤，胰腺头部癌早期，严重胰、十二指肠伤等疾病的手术治疗。
② 1 磅 ≈0.45 千克。

奶和奶酪，更不用说巧克力了。巧克力一直是我们家的一类主要食品。

问题在于他那刚受过伤的胰腺。我们的饮食包括脂肪、蛋白质、碳水化合物、维生素，以及其他必需的营养元素。作为消化系统的一部分，胰腺会产生酶，帮助肠道再吸收食物中的脂肪和蛋白质。如果没有了这些酶，我们的身体就只能吸收碳水化合物，食物中的蛋白质和脂肪会直接通过肠道而不被吸收。胰腺的尾端会产生胰岛素和胰高血糖素，它们能维持血糖水平的稳定。部分胰腺被切除不仅会造成脂肪和蛋白质的损失，还会导致那些被吸收的碳水化合物可能无法为心脏和大脑等器官的细胞提供糖分。

手术后，剩余的胰腺部分可能无法产生足够的胰岛素使血液中的糖分进入重要器官的细胞中。因此很多患者需要注射胰岛素才不会出现一直吃却总感到饿的情况。父亲很幸运，他剩余的胰腺部位能产生足够的胰岛素，但是他正在经历其他的副作用。胰岛素补充不足的话，会出现爆发性的不间断腹泻。如果胰岛素补充得太多，就会出现腹胀。

幸运的是，我父亲剩余的胰腺部位能产生足够的胰岛素，所以他不用额外补充。4 个月后，他的体重终于停止下滑。他又用了 4 个月来调整饮食，并组合服用胰酶片、维生素和矿物质补充剂，好让体重恢复一部分。现在，只要他的饮食中包含相当一部分碳水化合物，他就能留住大部分热量。惠普尔手术后，患者很难将食物中的蛋白质和脂肪留在体内，因为一大截肠子被切掉了，而肠子是吸收蛋白质和脂肪的部位，和很多胰腺癌患者一样，父亲胃口特别大，身边有什么吃什么。虽然恢复过程有一些挫折，他还是慢慢地恢复了力气，生活也回到了正轨。手术后不到一年，我们又去瑞士阿尔卑斯山脉登山了。

两年后，2015 年 12 月，父亲的肿瘤复发了，需要进行一轮短期化疗。这一次，化疗依然很有效，肿瘤很快缩小了。但是他当时已经 80 岁了，化疗给他带来的痛苦更大了。化疗结束后，父亲用了 7 个月的时间恢复和休息，这期间不能再做化疗了。突然间，更多的肿瘤出现了——一个肿瘤堵住了肝脏将胆汁排入小肠的通道，堵塞了肝脏。几乎是一夜之间，他的皮肤变成了暗黄色，尿液也变成了麦芽酒的颜色。他被紧急送往手术室，体内放置了一个支架以排出肝脏内堆积的胆汁，才得以勉强躲过了一次彻底的肝衰竭。

因为他坚决拒绝做更多的化疗，父亲说我们必须得找出另外一种治疗方案。

他的瑞士医生和我一起想了想办法，然后我们和做放疗的医生谈了谈。众所周知，放疗能造成 DNA 损伤，所以原则上讲，放疗应该对无法修复 DNA 链断裂的 BRCA 相关的肿瘤很有治疗效果。可是父亲的肿瘤位于一个很密集的区域，这加大了做放疗的难度。

医生需要做好周密的计划，让辐射束只照射肿瘤，尽最大可能减少对周边组织的损伤。幸运的是，放疗效果特别好，再次缩小了肿瘤。令人惊奇的是父亲几乎没有经历什么副作用，或者他只是没有抱怨出来。8 个月后，当新的肿瘤又出现时，我们再次采用了同样的方法。

目前父亲一切都好，享受着全新的生活。他被诊断为胰腺癌后，一种全新的、针对 BRCA 相关肿瘤的疗法被研发出来，并被批准使用，如果他的身体再次出现新的肿瘤，我们应该能够用新疗法对他进行治疗。PARP 抑制剂的发现给很多携带 BRCA 基因突变的卵巢癌患者带来了福音。如果父亲的肿瘤再次长回来的话，我们将使用 PARP 抑制剂给他治疗。

可惜父亲的故事并不像大部分胰腺癌患者那样。当他再次做后续检查时，他无法忽视那些护士和医生投来的惊奇目光，他们不敢相信他的癌症治疗情况。

"人们看着我，就好像在说，'你怎么还没死？'"

"肯定没人会那么说。"我反驳道。但是他的眼神告诉我，他说的是真的。

父亲在对抗癌症的大部分时间中都能享受到医学研究的最新成果。他很幸运，因为他已被检查出携带 BRCA 基因突变。希望在不远的将来，人们在基因检测这方面的意识能有所提高，这样有更多的患者从类似研究和新型疗法中受益。我很幸运，能陪伴父亲的日子比一开始的预期多出好多年，这也激励着我对医学研究保持信心，让我更加坚信希望总是会有的。但是在父亲的故事中，我不能忽视他自己做出的努力。

父亲被诊断为胰腺癌时 78 岁。在那之前，他每天都坚持锻炼，饮食也很均衡。这些因素可能无法阻止肿瘤的出现或生长，但帮他撑过了一次又一次的治疗。

一个朋友曾经告诉我，要想赢得比赛，就必须坚持下去。与转移性癌症的抗争是一场持久战。它需要支持、资源、毅力，以及最重要的勇气与希望。在这期间会遇到无数挫败，也有很多沮丧的时候。事实上，我们很需要接受这个事实：诚然，患病期间总有沮丧的时候。为患者多争取一些时间并不意味着他们一定会感到快乐与幸福。对于每位癌症患者来说，他们的新常态就是时不时会感到忧郁、疲惫甚至绝望。

很多时候患者过得很艰难。即使他们看上去只经历了最小的副作用，但化疗还是会让他们身体疲惫，皮肤红肿。所有人都不知道自己能活多久，对于一个得了转移性癌症的患者来说，他们甚至不确定自己能否看到明天的太阳。男性患者的焦虑通常会转化为暴躁和易怒情绪。

那些日子，玛丽埃塔一直陪在我父亲身边，一直用理解和微笑坚定地支持着他。当他变得特别郁闷的时候，我们会提醒他，也提醒我们自己，想想之前那些好时光。很多时候，做个巧克力蛋糕就能让大家的心情好起来。

看着父亲，我觉得无比骄傲。我不得不返回工作岗位。我要更努力地工作，让我的患者们好过一点，因为每位患者都是某个人的母亲、父亲、女儿或儿子。

我知道要实现每个人都能检测胰腺癌风险的想法还需要一段日子，所以我会竭尽全力找到能真正预防胰腺癌并让预防性手术更易进行的方法。现在，我们已经知道如何检测并筛查女性乳腺癌，以及如何预防这个还在夺走很多生命的疾病。就像我的情况一样，这完全可以预防。因为我们有这种特殊情况，所以我能控制住父亲病情的发展。

父亲接受手术后最初的几周，我们聊天时他说特别想看到我的儿子们上大学，女儿读高中。我很感激他实现了自己的愿望。现在，我希望父亲能见证我的三个孩子上大学的时刻。这对孩子们来说是一件人生大事，在某种程度上对父母也是如此：

知道自己的孩子在寻找自己人生方向的道路上一切顺利几乎是我的每位患者都期望的事。这也是利斯内心最深处的愿望——看到自己的儿子们高中毕业。

CHAPTER 11

第 11 章
如何跟亲人说再见

TWISTING FATE

共度最后的时光

对于大部分面临毕业的高中生来说，圣诞节之前的那 3 周是一段忙碌的时光。对于那些极少数已经选好大学并提交申请的优等生来说，他们在焦虑地等待结果；而对于大部分普通学生来说，他们要在这段时间疯狂地完成各个大学的申请，忙着对申请文书的不同题目作出种种感人的回答。看着我的大儿子对他的大学申请材料做最后一遍修改润色时，我不由得想起自己年轻的时候。那时我们的生活似乎要比他们容易得多。

以前我特别喜欢圣诞前的那段日子，空气里弥漫的都是饼干的香味，烟囱里火苗跳跃，一切都在宣告这个温暖节日的到来。现在，我 17 岁的儿子已长大成人，正处在 3 年的努力学习的顶峰。即将接受别人评判的他既自信又激动，还有些担心，以至于根本就无法享受这个假期。大学申请的竞争日趋激烈，生活亦是如此。他完全被卷入这种疯狂中，无法静下心来好好享受和家人团聚的传统节日。

看着他拼命装出一副无所谓的样子，我用手抚摸了下他的头发。他对我这种慈爱的举动表现出一种控制不住的反感，我装作没看见。作为母亲，我愿意做任何事来减轻他的压力。我微笑地看着他，主动提出给他读下一个题目。他不情愿地同意了。

于是我坐下来和他一起读题目，希望能稍微减轻他的压力。看着他年轻又专注的脸庞，我想到他是多么的幸运，我又是多么的幸运。我和乳腺癌的短暂斗争已经结束，我父亲的治疗也进展顺利。一想到利斯的大儿子戴维（David）在他这个年纪时完全不同的处境，感恩的泪水就充满了我的双眼。我和戴维每年都会和他母亲的团队一起参加 39 公里行走活动，以提高人们的乳腺癌预防意识。在一次行走活动中戴维跟我讲了他的故事。一开始，戴维完全沉浸在申请大学的忙碌中，但那天下午发生的事突然让上大学这件事变得不再那么重要了。

那是 12 月初的一天，戴维在从学校开车回家的路上还一直在想着申请文书的论文该写些什么——是写他对语言的热爱，他希望申请语言专业的原因，还是写他的母亲 9 年前战胜乳腺癌的那段非凡经历？

他在车道停下后，在车里待了一会儿才下去。他母亲最近因为一次验血结果异常，刚做 PET/CT 扫描。全家人都在焦急地等待着检查结果，希望这次跟上次不一样——不是癌症。他坐在驾驶座的时候，看到奶奶出来找他。显然，她听到了车停下来的声音。她全身都在颤抖，那长满皱纹的小脸特别苍白。

戴维下了车，和她一起走进家门。她紧张地告诉戴维，他父母已经开车去市里看一位新的医生，想听听不同的意见。

他立刻察觉到检查结果肯定不乐观，因为父母没有像往常一样告知他就医计划。在过去几天里，他一直在网上搜索如果一位得过癌症的人扫描检查发现异常，除了癌症是否还有其他可能的解释。与此同时，他也督促自己完成所有的大学申请论文，万一这是母亲人生中的最后一次节日，他想把录取通知作为礼物送给母亲。现在看来，他所有的搜索工作都白费了，他应该把更多的时间用在准备礼物上。几个小时后，他终于听到父亲汽车的声音，他急忙跑出去看母亲，想知道他们未来将要面临什么。他的母亲下车后看着他，脸上都是泪痕。

那天第一次以医生的身份和利斯见面的经历，我一直铭记在心。那天一大早我就偷偷溜出家门，想避过上班高峰期，但我早就该意识到，论聪明我无论如何都比不过自己那 7 岁的女儿。她穿着睡衣跑出来跟我拥抱告别。我的儿子们睡眼惺忪地在厨房跟我挥手告别，他们已经长大了，不想跟我拥抱了，但告别的仪式一直都保留着。

尽管我的初衷很好，但那天又是无法预知的一天，我无法准确按照日程表的安排开展自己的工作。我的大部分患者得的是四期癌症，因此她们就诊充满了不确定性。可能本来安排给一个患者的就诊时间是 30 分钟，结果用了 1 小时；可能另一个患者突然出现了新的症状，需要我马上看一下。我从来都不知道什么时候 CT 扫描会发现某位患者的癌症又恶化了，也不知道什么时候又需要制定新的治疗方案。

那天下午，我正在和急诊室医生商讨一个急诊患者的情况，那位患者服用试验药物后出现了不同寻常的副作用。与此同时，一位护士正不耐烦地站在大厅里，她要问我另一位患者的药物剂量问题，那位患者正在化疗输液中心沮丧地等着自己的药。我当时特别想要巧克力和咖啡——大约是唯一可以预见的东西了。虽说有很多额外需求，我还是坚持看完了当天最后一位患者，那位患者是临时加的号。门诊日程安排人员说她情况比较紧急，需要当天就诊。

走进小检查室之前，我看了眼这位患者的病历。她 46 岁，刚被诊断为转移性乳腺癌。差不多 10 年前，她得过一次乳腺癌。我敲了敲门，走进房间，看到利斯、她丈夫还有一个朋友挤坐在一起——那 6 只充满期待的眼睛似乎要把我看穿。利斯穿着一件白色的柔软毛衣，一条看上去很舒服的休闲裤，她的齐肩金发卷得特别整齐。她那双明亮的眼睛打量了我一番，然后给了我一个阳光的微笑，那是她第一次给我留下的难忘记忆。

利斯告诉我，她最近刚看了医生，又在肿瘤门诊做了一系列检查。之前的 10 年她一直在做复查。医生让她做了好几项检查，包括肿瘤标志物的检查，以确定她体内是否还藏有肿瘤细胞。我们不建议对肿瘤标志物进行常规检查，如果检查太过频繁，得过转移性癌症的患者身上会出现假性升高甚至仍然是正常的情况。

当然，经过近 10 年的暂缓期，没人能预料到会发生这种情况——这么长时间以后才复发的情况很少见。利斯没有背部疼痛的征兆，也没有其他明显的症状或体征。实际上，她没有表现出任何症状。她自我感觉也很好，看上去很健康。经历了第一次乳腺癌治疗后，她的生活已经恢复正常，也对自己将迎来抗癌胜利 10 周年纪念日感到激动。到目前为止，她肿瘤复发的几率已经很低了，远不到 10%。毕竟利斯上次得的是二期乳腺癌，当时肿瘤很小，只影响到了一个淋巴结。她做了双侧乳房切除术，然后做了 4 个月的化疗，之后服用了 5 年的他莫昔芬——这是当时推荐的治疗流程及时长。每个人都认为，她的乳腺癌已经成为过去式了，她的生活已回到正轨。

现在很多人都在谈论这个 5 年分水岭，和很多患者一样，她不知道这种雌激素受体阳性的肿瘤复发比较晚，有可能多年以后才会复发。相比之下，HER2 阳性乳腺癌或三阴性乳腺癌极少会较晚复发，如果这类恶性程度更高的肿瘤复发，通常也是较早复发，即在 5 年分水岭之前。

发现利斯的肿瘤标志物超出正常水平后，肿瘤医生让她做了 CT 扫描，结果发现脊柱有几处异常，表明有癌症转移的嫌疑。利斯来找我的那天早上，骨组织穿刺活检的结果刚出来，确定她的乳腺癌复发了，是雌激素受体阳性，HER2 阴性。这意味着她这次得的是转移性乳腺癌，即四期乳腺癌。

不管她一开始的乳腺癌是一期、二期还是三期，她现在的乳腺癌都无法治愈。对于乳腺癌四期，我们关注的是治疗是否有效以及肿瘤扩散到了哪里。如果扩散到骨骼这类区域，是比较好治的，患者出现的症状也会比较少；如果扩散到肝脏或者大脑，治疗难度会大大增加。

利斯听了一位朋友的建议来我这里就诊，想听听我的看法，她的朋友也是我的一位患者。在利斯讲述她的故事时，我很想知道在接到今早的电话之前她的生活是什么样的。我看了眼她的丈夫，他是个举止得体的男士，温柔的脸上写满了担忧。利斯的朋友坐在他们中间，看上去是真心支持她，但还是被这个消息打击到了。利斯知道她自己的情况吗？知道将要发生什么吗？她有孩子吗？可是我现在不想问她这些问题，我想知道她是否还记得之前的治疗过程。

"当时没有那么糟糕，现在有点记不清了。"利斯说。"治疗期间我基本在正常上班。"她回忆道，又笑着补充了一句，"掉头发这件事挺让我郁闷的，花了好久头发才长回来。"

她停顿了一下，又看着自己的丈夫说："那段日子对我家人来说很难熬——我的儿子们还在上小学。"

我点点头。听着这个看上去很镇定的人诉说着当年如何应对癌症带来的各种压力，如何经历手术和化疗，以及如何保证自己的全职工作并照顾3个年幼的孩子的故事。我想她在处理所有这些的时候肯定都很从容。被诊断为乳腺癌后最初的那段日子都是很慌张的，所有的关注重点就是让患者接受治疗，然后希望患者重返正常生活。

即便患者充满焦虑，还要经历治疗过程中的各种副作用，但大家知道这一切总有结束的一天。早期的乳腺癌患者是可以治愈的，通过治疗，这一切很有可能在数月之内就会结束。经历了严峻的治疗阶段后，患者去看大夫的频率可以适当降低。通常就诊时讨论的话题就是后续的乳腺 X 光检查，以及治疗的副作用或者对激素治疗的担心。大部分早期癌症患者一年会去大夫那里两次，就诊时她们会跟大夫说自己生活中出现的积极变化，也就是癌症之后的生活是如何继续的。

利斯早期癌症之后的平静阶段就这样突然结束了。对转移性癌症的治疗只能暂时控制癌症的发展，几乎没有彻底清除癌症的希望。如果我成为她的治疗医生，我们的关系会比她和之前的医生亲近，因为她需要经常过来就诊。那天下午看着她那双满怀希望的眼睛，我内心深知，如果没有奇迹发生的话，我们的关系会以她的死亡而告终。这是我保护自己，不去对患者投入太多感情的机会。至少，这是我早年接受医疗培训时学到的东西——不要介入患者的生活。

不过我觉得这些还不是我要考虑的事情。她很有可能想就近治疗，而不是驱车到市里治疗。她很长一段时间都是在找当地的医生就诊。有那么一个瞬间，我不知不觉沉浸在痛苦中。生活对有些人来说实在是太不公平了。对于这位美丽又活泼的女性、她的丈夫以及 3 个孩子来说，他们的生活就像开着一架燃油表坏掉的飞机——尚且能飞行，却不知道能飞多久。

我快速从悲伤情绪中抽离出来，回到现实。我抓起一支笔，开始搜刮所有需要的医学信息来为利斯拟定最好的治疗建议。现在肿瘤有任何症状吗？她是否感觉到一些副作用？有体重下降、精神状态改变，或提重物时出现疼痛感吗？我在寻找任何能让我判断她脊柱内的肿瘤存在时间的线索。

从利斯的病史中，我无法得知这些肿瘤的生长速度，而脊柱上的肿瘤细胞可能要经过近 10 年的生长才能大到扫描时可见，还有一种可能是它们在过去这几个月突然恶化。利斯服用他莫昔芬期间没有肿瘤出现，这是一个好迹象，说明在她服药期间，他莫昔芬抑制住了癌症。

她的肿瘤没有转移到其他部位比如肝脏或肺部，这一点很重要。虽然激素治疗不能永远抑制癌症，但抑制几年是有可能的。

我放下笔，靠在椅子上。"家里对你的支持度怎么样？"

她丈夫说："你眼前的就是。"

利斯冲他笑了笑，她看他的眼神告诉我，他会是她的坚强后盾。

那位朋友点点头说："利斯有很多朋友。我们都爱她，也会一直支持她。"我突然想到了我奶奶，想到她被诊断为癌症后该有多孤独。我多么希望当时能陪在她身边，与很多一个人来就诊的患者相比，利斯很幸运。

"在我告诉你最佳治疗方案之前，你有什么问题吗？"我靠着椅子，刻意没有习惯性地交叉双臂，以免让自己看起来心存戒备。

利斯想了很久，说："有很多问题。但是我想听完治疗方案后再问，这样我的问题就能更具体了。"

"你的肿瘤已经扩散到骨骼，现在已经成了转移性癌症。"我说，"骨骼里的那些肿瘤细胞有可能很早就在那里了，只是一直被化疗抑制着——可能他莫昔芬的抑制效果更好。你停用他莫昔芬后，这些细胞花了 4 年多的时间繁殖到可以被发现的大小。因为你没有任何症状，我们无法判断这些肿瘤细胞的生长速度，以及激素治疗是否仍对它们有效。只有时间才能证明一切。"然后我又补充道，"因为你还没到更年期，我觉得雌激素仍然在促进你体内肿瘤细胞的生长，所以关闭卵巢并使用阻断其他组织内雌激素生成的药物，比如来曲唑这种芳香酶抑制剂，可能会是最好的选择。"我停下来，看她是否还在听我讲话。

"我需要继续服用他莫昔芬吗？"利斯问道。

我低下头，希望可以回避这个问题——现在我们对他莫昔芬有了进一步的认知，也有了更好的治疗方法，但是这种认知对利斯来说太晚了。"我们现在认为连续服用他莫昔芬 10 年会更好。但是当你完成 5 年的他莫昔芬治疗的时候，我们还不知道这个。我们也无法知道如果多服用几年这种药物，你的病情发展是否会受到影响。"

得知自己当年接受的是最好的治疗，她似乎感到一丝安慰。

"更重要的是，我们现在有一种新型激素疗法，使用一种名为CDK4/6抑制剂的新药，它能以全新的方式阻止细胞生长，并且和激素治疗一起发挥作用，阻断雌激素受体的信号转导，这种综合治疗的效果能维持的时间是普通治疗的近两倍。而且该治疗的耐受度很好，能在较长时间里控制住你的肿瘤。考虑到你的脊柱内有好几处肿瘤，缩小肿瘤组织的治疗会增大骨头收缩的风险，所以有必要给你使用一种壮骨药，以免肿瘤使骨头变得脆弱甚至出现骨折的情况。目前我们有好几种预防骨折的药物，通常是每月静脉输入或注射一次。"

利斯问："为什么这种方法比化疗好？"

"你停用他莫昔芬后，过了很久肿瘤才复发——我们将这段时间称为无瘤间歇期。这说明他莫昔芬有效果。因此我希望我们再次使用它时，它还能起效。至于这种方法是否比化疗有效，要等开始治疗后才知道，但是它的耐受度要远远好过化疗，而且治疗时间可以比化疗长得多。"

"你说的'长得多'是什么意思？我上次的治疗花了6个月。"她不理解地问。

"因为我们无法治愈转移性癌症，治疗的目标只能是抑制肿瘤生长，你需要持续用药，所以你的治疗方案既要让你可以忍受，又要尽可能地减少副作用，这样你的生活才能继续。"
我轻声补充，我知道没有什么办法能避开这个话题——她的癌
症无法治愈，需要终身治疗。

"那免疫疗法（Immunotherapy）怎么样？"她问道，并补
充说她所有的朋友都让她问这个问题。免疫疗法在网上和很多
癌症论坛被称为新型癌症疗法。的确，免疫疗法在治疗癌症方
面取得了很大进步，但是它治不了乳腺癌。

我试着跟利斯详细解释这种疗法："免疫疗法是刺激你的
免疫细胞来清除癌细胞。这种疗法在治疗很多种癌症方面都取
得了巨大进步，尤其是黑色素瘤和肺癌。但是乳腺癌细胞似乎
并不能像黑色素瘤和肺癌细胞那样刺激患者产生强烈的免疫反
应，因此要通过刺激免疫细胞来杀死肿瘤细胞就更难了。到目
前为止，免疫疗法在乳腺癌领域还处于实验阶段。如果激素治
疗没有效果的话，我会试着让你参加免疫疗法的临床实验，或
许那时免疫疗法已经成为治疗乳腺癌的一种标准疗法了。"

我意识到自己又进入了"说教"模式，所以不再说话，而
是用安慰的笑容看着利斯和她丈夫。然后我又补充了一句："无
论什么时候，我们都会为你提供最佳治疗方案。"

利斯又问了几个问题，她有些忧虑，但还是很热情。她沉
默了一会儿后给了我一个灿烂的笑容。之后每次来就诊，她都

会带着那标志性的灿烂笑容。她自信地告诉我，她会听从我的建议，采用我认为的最好的治疗方案，以尽量延长自己的生命。

利斯要走时我问她："你告诉孩子们这件事了吗？"我也是几个年幼孩子的母亲，这个问题是我最不想问的，当时我不知道如果自己面对这种情况该怎么跟孩子们说，该怎样减轻他们担心失去母亲的那种恐惧。

"我们告诉儿子们扫描结果异常，以及做骨组织活检的事。其实今天出门就已经证实了她癌症复发的事。"利斯和她丈夫看着我，"我们还需要再告诉他们什么？"

"这个问题很难回答，而且答案没有对错之分。"我回答道，"这很大程度上取决于你们自己的舒适度，他们的成熟水平，还有客观条件。通过对你们的观察，我觉得你们的孩子们洞察力很强，他们很快会意识到哪里不对劲。或许如果你们主动去谈并与他们分享已经掌握的信息，要比孩子们从其他人那里听到只言片语好一些。我担心如果他们从朋友或邻居那里听到这个消息，会更让他们伤心，也会侵蚀孩子们对你们的信任。如果听到的信息不全面的话，孩子们会认为你的病要比实际情况严重得多。更重要的是，你要安慰他们，你目前没有大碍。我认为孩子们和年轻人要比我们想象的坚强，他们能承受这些，也不想被拒之门外。但我还是要重申一下，每个孩子都不一样，你们的大儿子很可能已经读了所有乳腺癌相关的研究报告，但小儿子的年纪很有可能处于另一个认知水平。"

利斯点点头，她丈夫解释道："我们一直都是当着全家人的面讨论每一件事。我觉得就算我们想，也不大可能把这件事瞒过孩子们。"

我给利斯治疗期间，与她的 3 个孩子聊过很多次，他们一直都知道利斯的治疗进展。孩子们掌握的大部分信息是由利斯直接告知，或者通过解读利斯的表情间接得知，他们也会在其他家庭成员和朋友的低声交谈中收集一部分信息。戴维一直都知道她会死于癌症，知道最坏的消息迟早会来。每次利斯去做检查，他都担心结果显示治疗没有效果，所以他回家后会在车里坐一会儿，鼓足勇气后再进屋迎接这个消息。若结果显示一切都好，他也就不去想这件事了。

我后来问利斯的小儿子安德鲁（Andrew），如果不知道那么多的话，他是不是会好受点。他用难以置信的眼神看着我，说："不，我一直都想了解。我想知道事情进展到哪一步了。我不想错过任何能和妈妈共度的时光。"安德鲁的父母一直跟他分享着治疗的进展、他妈妈参加的所有医学研究项目、她的乐观以及后来遭遇的挫折。

利斯和她丈夫离开的时候，我给了她一个拥抱。沿着走廊往外走的时候，利斯转过身问我能否转到我这里治疗。

"当然可以，我很高兴接收你这个患者。"我说。

待他们走远，我当时的护士塔拉对我说："这个会比较难治。"

"是的，但我又能怎么样呢？"我对这件事很清醒。

不要让"诚实"摧毁希望

当我还是一个年轻的医学生时，就被善意提醒不要跟患者走得太近，否则会被无尽的生命悲剧折磨得心力交瘁。过去这些年，朋友和陌生人都以不同的形式问过我一个同样的问题：你为什么想做肿瘤医生？你如何面对发生在你身边的诸多悲剧？

从专业角度来说，我知道利斯会死。但是我一直保持着乐观的心态，我会尽量延长患者的生命，尽可能减轻他们治疗中遭受的痛苦，然后时不时地看到奇迹出现。

我接受医学培训的时候经常觉得内心很挣扎，有时我会莫名其妙地发怒，脾气暴躁。多年后我才发现，当我在问诊期间变得烦躁时，实际上是我的直觉在提醒自己，患者的病情加重了。而这时我的大脑还坚信自己能拯救患者，导致我的情感开始崩溃。

一开始，我试着掩盖这种情绪：伤心、沮丧、愤怒，以及最重要的，眼泪。我试着保护自己，但是没有人能告诉我如何掌握情感平衡。面对悲剧，没有所谓的"已经习惯了"。失去任何人都会让我们感到难过，失去亲近的人更让我们难以接受。

这些年，我已经学会原谅自己无法拯救每位患者，也不再把某位患者的逝去当成自己的失败。我知道比治愈疾病更重要的是尽全力治疗并支持他们。只有这样，我才能把精力放在为患者寻找新的治疗方法上面。我需要用这种方式来保持自信：每年我都能让一些人活下来，每年医学研究上取得新突破的可能性都会增加，会给患者们带来新的希望，就像对利斯那样。

几周后，利斯一个人来就诊，她问了一个我不想回答的问题，这个问题在治疗过程中总会出现。"我还剩多少时间？"

尽管我有多年的治疗经验，对癌症也有一定的了解，但我还是不知道这个问题的答案。我们目前没有一个判断标准和预测因素来判断化疗对哪些肿瘤有效，所以不可能知道某种特定的化疗会对谁有效以及效果会持续多久。对于利斯这种雌激素受体阳性而且两次乳腺癌的间隔时间又很长的患者来说，治疗有效果的可能性大约为50％。在一般患者身上，肿瘤会缩小或者能被控制16个月左右，有些人的肿瘤被控制的时间可能更长，而有些人可能会更短。当第一种治疗方法失效时，我们只能换另一种方法——通常情况下第二轮使用的药物会有效，但是维持时间会变短。我们研究的主要目标是找到新的药物，以不断给我们提供新的选择。

我们要求患者每 2 ～ 3 个月做一次 CT 扫描以检查肿瘤的生长状况。乳腺癌患者的肿瘤很少会完全消失，所以大部分患者需要一次又一次地做 CT 检查，而且总是担心下次的检查会发现肿瘤变大了，或扩散到了其他地方。

我可以告诉利斯所有的这些可能，但是我唯一能给出的诚实回答是"我不知道"。她敦促我做出一个诚实的猜测，但我给出的"还有几年"的回答似乎并没有让她满意。我看着她沮丧的眼睛，静静地恳求她别再谈这个话题了。

我猜利斯已经读过有关转移性乳腺癌的所有资料了。以前，医生倾向于不告诉患者得癌症的事或者患者会死于这种病——现在这种情况很少了，因为患者会从网上查到相关的医学知识。考虑到患者会接触到很多真假难辨的信息，我可以想象她在读到和自己情况相关的信息时，肯定会在希望与绝望间摇摆不定。

当利斯让我做出猜测时，我知道一部分原因是她想知道自己的命运会如何发展，另一部分则是想判断我的诚实度，看我能否跟她说真话。可惜我不会摆扑克脸，也不会说谎。我内心挣扎过，也与缓和医疗（Palliative Care Service）等其他医学分支的专家讨论过无数次到底该怎样对患者说出真相。我挣扎的点总是在于不要让"诚实"摧毁希望。

在我职业生涯早期，曾把"真相"告诉了一位年轻美丽的女性患者。她叫艾米（Amy），有一个 5 岁的孩子。艾米是一名大学教授，已经看过乳腺癌相关的所有资料。她坚持让我诚实地说出那个数字——自己还剩多长时间。她说她想制订计划，做好准备。她也有知道真相的权利，对吧？我当时觉得既然她已经很了解乳腺癌了，她应该明白自己的存活率很低。

艾米得的那种乳腺癌患者所剩的时间一般是 12 ～ 24 个月。针对她的特殊情况，她剩下的时间更有可能是 12 个月。这个数字对一位年轻的母亲来说太可怕了，所以我告诉她还有两年。我为自己夸大了这么多感到纠结。当我看到她的脸陷入绝望时，我心里更加难受。

当时她只有 36 岁，两年的时间对她来说实在不多。不管是对她，还是对她 5 岁的孩子来说，两年的时间都太短了。我再怎么诚实，也无法弥补这个真相给她带来的打击。

不到 12 个月，艾米离开了。在我给她治疗的最后一段时间，她再也没有恢复自己能好起来的信念，哪怕只是一小段时间。我的诚实彻底摧毁了她对奇迹的幻想。

那时我才知道"绝对真相"的真正含义。我发誓自己再也不会向患者揭露这种摧毁希望的真相了，也不想让别人向我揭露这种真相。

我们的医疗团队里有一个住院医师，他曾在很多家医院照顾住院患者。有一次，他让我不要再给患者虚假的希望，但是在治疗垂死患者近 20 年后，我强烈地相信根本就没有"虚假的希望"，希望就是希望。除非我们要面临不得不讨论临终安排的情况，除非隐瞒绝对真相会误导患者，让他们做出错误的选择，我会一直保持乐观的心态，一直对患者抱有希望。

毫不夸张地说，我见过很多癌症患者身上发生的奇迹。每当我内心的希望要被无尽的悲剧和深深的绝望驱逐时，我都会想起我的患者艾拉（Ella）。她被诊断为转移性乳腺癌时刚收养了一个新生儿。18 年后，她来就诊时，我们讨论的不仅是某种有前景的新治疗方案，还会讨论孩子们在申请大学时早做决定的利弊以及申请过程中承受的压力。她的儿子和我儿子将分别去东海岸的两所大学上学。

生活很艰难，却经常给我们带来惊喜。

利斯问我那个问题时，我问她内心的期望是什么。

"能陪我的儿子们读完高中，为他们做好上大学的准备。"

"你能做到的。"我站起来，自信地对她说，"我不会骗你，但是我不想回答那些无法给出答案的问题。我是你的医生，也是个没有特异功能的普通人。"

利斯笑了，然后离开了我的办公室。

看着她离开的时候，我并没有想到在对抗自己的乳腺癌时，她会成为我的主要力量来源之一。我当时只是在想，在未来数年里，我们将会讨论很多有关生死以及生活中的不确定。

在很长一段时间里，利斯的治疗一直很有效果。她第一阶段的治疗很直接：先关闭卵巢，然后通过手术切除，术后每天服用一粒芳香酶抑制剂。利斯服用药后几乎没有出现副作用。就算过早进入更年期，她似乎也能很轻松应对。本来她的肿瘤就没什么症状，通过治疗，肿瘤已停止增长。扫描结果也显示她病情稳定。她只需每隔 4 ～ 6 周来我这里复查。

治疗期间，利斯在全职工作。慢慢地，她习惯了癌症。她心里一直知道自己会死于这个病，知道她人生的这架飞机终有燃油耗尽的那天。但是在那些年里，她把这个想法搁置一边，每天都真实地活着，直到生命的最后一天。一个人最了不起的一项成就是积聚力量，珍惜时间，享受美好的生命时光。利斯天生就能冷静面对风雨飘摇的人生，她每天都会提醒自己有这种能力。

每次在办公室见到她时，我特别想问："你是怎么做到的？你知道美好生活终有结束的一天，你知道终有一天你要离开自己的儿子们，你是怎么做到不绝望的？"

利斯的秘诀就是她从来不会让"自己会死"这一想法出现。后来安德鲁告诉我说，直到最后，他都一直相信会有奇迹发生，因为利斯给所有人都灌输了这份希望与信心。

她并非不清楚自己的情况，她一直都很了解医学研究的前沿，也总能在我这儿找到很多问题的答案。被诊断为转移性乳腺癌 3 年后，利斯的问题有了些忧郁色彩——她开始面对自己的损失。有一次我在外面做了一场针对乳腺癌患者和健康倡议者的医学专题讲座，讲座结束后我们坐在酒店游泳池边聊天。我们早已成为亲密的朋友，利斯也成了我医学研究工作的热情支持者。那天下午阳光很强，一阵阵柔软又凉爽的微风不断吹来，那时正是秋天，是加利福尼亚州最为迷人的时候。

我们把腿泡在凉爽的池水里，利斯轻轻踢了下我的脚，然后用她那双明亮的绿蓝色眼睛看着我，她问："你是怎么做到的？"

"什么？"我问她。我正眼神迷离地看着纳帕谷（Napa Valley）那色彩绚丽的山峰。

"明知我会死，还跟我走得这么近。你为什么不能保护自己？难道你不担心自己会崩溃吗？"

她的话把我从白日梦中拉了回来。我对这个突如其来的问题无言以对。我当然会担心。这些年来我确实会觉得绝望，觉得自己不能再这么做了。有时我特别想当一名室内设计师，那样的话我最大的烦恼将会是寻找一个完美的橘黄色抱枕来搭配一个蓝色的沙发。

我看着利斯，想了想她的问题以及该如何用合适的语言来表达我内心的感受。她坐在我旁边，放松地享受着阳光照在脸上的感觉。我喜欢她的脸，喜欢她阳光般的笑容，以及坚定乐观的精神和强大的力量。

我想到她的死会给我带来的空虚，想到在照顾她的过程中我所有的收获。

尽管利斯要和癌症做斗争，但她还会经常鼓励我。在我处理那些擅长的疾病时，她会给我提供一些温和的建议。有时我会纠结该如何为患者选择尺寸最佳的假体，纠结得实在受不了的时候，我会给她打电话。她会帮我收集假体大小、品牌以及选择等方面的信息，然后告诉我详细信息并提出很好的建议。

我做完手术后经常跟她一起出去吃晚饭。有次我们在旧金山一家高档餐厅用餐，她还在厕所隔间检查了我的乳房再造效果，每次想起我们一起出来时的场景，我都会嘴角上扬。

得知自己携带 BRCA 基因突变后，我给利斯打了电话，问她怎么才能应对失去卵巢、死于癌症的恐惧。她先是开玩笑地讽刺我这个切除过无数卵巢的人竟然会问这种问题，然后又温柔地从患者角度告诉我所有副作用的相关细节。这些细节是患者亲身经历的，而不是从医生嘴里说出来的。我们经常会这样无缝转换彼此的角色。

慢慢地，不可避免地，和很多人一样，我成了利斯粉丝俱乐部的一员。我见证过她对雅芳（Avon）最成功的筹资团队的管理，她能让那些最不情愿的人走上街头为乳腺癌慈善事业筹款。利斯一直强调医学上的进步和研究能给乳腺癌患者带来很多福音，她让雅芳员工多请我去讲讲转移性乳腺癌相关的临床试验和患者的故事。

她强大的力量开始感染周围的人。我记得当年尽管她的脚磨破了皮，治疗也给她带来了难以言表的痛苦，但她还是坚持走完了 39 公里，而且她一直在路上鼓励其他人。每次利斯来我这里就诊，我都能从她身上学到如何应对逆境。利斯教会了我，真正有勇气的人会用自己的精神力量来迎接命运挥来的最残忍的拳头。她会跟我分享那些喜悦的时刻，也会在情绪低落时让我为她指引方向。

在利斯面前，我从来都不会担心作为医生该说些什么话。每次与癌症斗争时，利斯脑中都会有这样一个清晰的问题："我们这一步要达到什么目的？"她让我变成了更好的医生，也让我懂得爱一个优秀的人，即使只能爱很短一段时间，这并不会让我支离破碎。最重要的是，她让我明白，医生和患者走得近并不意味着不合格。

我一直知道她的死会对人打击很大，即使在特别困难或者没有希望的时候，她还是坚定地想让生命之花绽放得更久，这种精神一直鼓舞着我，让我度过了那些困难的日子。我又怎么可能因为担心她的死会给我带来打击而错过这一切呢？

妈妈用生命教会我们的东西

利斯去世前两周，她的丈夫迈克（Mike）邀请我去他们家参加一个家庭会议。利斯当时已经很虚弱了，那个下午几乎一直在睡觉。迈克担心她会变糊涂，她的情况急转直下。那天晚上，她的儿子们、弟弟、父母都在她身边。我通常不会为患者上门问诊，但是利斯不同。

那个 10 月的漆黑夜晚，我沿着基本畅通的高速路开了大约一个小时才到他们家。一路上我都在想到以后自己要做些什么。现在有很多人抗议肿瘤医生穷尽所能、用各种办法给患者治疗的做法，因为这样剥夺了患者有尊严地死去的权利。我给利斯治疗期间，在很长一段时间里人们都没有想到利斯得癌症了，而且是转移性癌症。她看上去很健康，容光焕发。我和她聊过很多次她的愿望，她对癌症治疗的看法，也聊过那个让人觉得不祥的医学术语"护理目标"。她对癌症治疗的看法是：只要我找到有效的治疗方法，她什么都愿意尝试——无论是已被批准的治疗方法，还是在临床试验中的治疗方法，只要是我认为有希望的。她做出每个治疗决定前都已了解了所有相关信息，她也会关注乳腺癌治疗领域取得的最新进展。当然，朋友和好心人也给她提供了大量的非医学观点以及在网上找到的各种治疗方法。她的心态很开放，我知道她坚信我会尽最大努力——知道时候到了的话我会跟她说实话。

回想跟利斯之间的有关治疗的谈话，我会反思自己的做法是否正确。最后那几个月，我给了她足够的机会让她决定是否停止治疗。那时治疗已经变得很艰难。她跟我说无法忍受疼痛了或者真的很累的时候，我都会安慰她，让她多吃点止痛药，好好休息。我当时是否应该更坚决地让她结束治疗？

安德鲁后来告诉我说，我去他们家的那天是他一生中最糟糕的一天。迈克给我打电话的时候他就在房间里，他听到我在电话里说，他的母亲恐怕熬不过那晚了。

在我到他们家之前，利斯醒了，安德鲁坐在她的床边。她困惑地看着他，问他怎么了，她不知道发生了什么。她的肝脏功能在衰竭，这让她一会儿清醒，一会儿糊涂。安德鲁知道自己比妈妈更了解她的情况，他的心都要碎了，他觉得自己完全误导了她。我到他们家的时候，利斯正在卧室，她当时醒着，头脑也很清醒。患者在这种时候预感到自己大限将至是件很常见的事。她抓着我的手，看着我，她的眼睛在问我："时候到了，是吗？"我的双眼噙满泪水，看着她，点了点头。

利斯闭上眼睛，什么都没再说。泪水静静地滚下她的脸颊。然后她睁开眼睛告诉我，她想去客厅见见家人。我扶她下床，走到客厅，她父母和弟弟正坐在沙发上。她弟弟赶紧给她拿来一杯水、一条毯子和一个靠垫。

所有人都期待地看着我。我坐在利斯身边，一声没吭，想象着接下来会发生什么。

利斯积蓄起所有力量，告诉她父母这只是治疗上的一次小衰退，我会给她换一种治疗方法，她很快就会好起来。全家人都长长地松了口气，看着他们的样子，我只能点头。迈克疑惑地看着我，但是利斯又露出了她那天使般的笑容。她还不想放弃。

利斯父母离开后，她告诉我想上床睡觉了。我抱了抱她，跟她告别，走出去的时候我悄悄跟迈克说会在车上给他打电话。

我正准备离开的时候，戴维走过来问我能否单独跟他聊一会儿。我们坐在外面的台阶上，看了很久的星星。两个人都在默默地哭泣。

"我妈妈会怎么样？"他终于还是问我了。我知道他看出利斯是想再次安慰大家，让大家放心。

"她的肝脏在衰竭，她会越来越嗜睡，越来越糊涂。在这期间，她偶尔会很清醒。那种时候，你们需要告诉她可以放手了，告诉她你们特别爱她，你们会没事的。"我温柔地说。

我的很多患者都还是年轻的母亲或父亲，他们面临的最残忍的考验就是会有这些想法：他们怕自己的离去意味着抛弃了自己的孩子，意味着没有完成人生中最主要的那项任务——保护孩子。我见过很多母亲宁愿接受最大的治疗挑战也要陪在孩子身边。利斯在小儿子才 3 岁的时候就开始了抗癌之旅。她刚来我这儿就诊时的目标就是看着孩子们上完高中。

我去看利斯的那天晚上，安德鲁完成了第二天就要截止的大学申请。按惯例，利斯会给他的大学申请文书做最后一遍修改，但那晚她正在墙的那边睡着。而在墙的这边，她丈夫、弟弟、弟媳还有她的大儿子组成了一个编辑团队，替她完成了这个使命。每篇论文都要经过所有人的同意后才能提交。凌晨 3 点钟，安德鲁按下了提交按钮。

8 个月后，我和利斯的家人一起参加了我的第五次雅芳行走活动，这次我不是以癌症幸存者的身份参加，而是为了纪念她。迈克告诉我，利斯离开的那天晚上，他和 3 个儿子去爬山了。

那次登山有两个目的：一是为了纪念利斯对登山的热爱；二是象征性地一步一步向前走，正如利斯所希望的那样。他们的目的地是愿望树，那是一棵位于山顶的孤独的桉树，这家人有太多想许的愿望了。

他们一边沉浸在各自的思绪中，一边爬山。天色渐暗，途中迈克和儿子们停在一块大石头边上，在那里他们能看到旧金山灯光闪烁的夜景。他们坐在石头上休息了一会儿，想着刚刚经历的事情。他们安静地坐着，沉浸在自己的思绪中。然后迈克在黑暗中轻轻地开口了，他提到他和安德鲁几周以前的一次谈话。那天他们走出重症监护病房，安德鲁叫住迈克问："爸爸，我们将来要怎么办？"安德鲁指的是没了利斯之后他们该怎么办。这个问题让迈克猝不及防，他回答："我不知道，但我们最终会想明白。"

现在他们已经跟她告别了，迈克坐在石头上问："安德鲁，还记得几周前你问我的那个问题吗？"

安德鲁答道："是的。"

迈克继续说："我觉得你问得不对。正确的问题应该是，'要怎么利用妈妈教给我们的东西？'"

听着迈克的话，我闭上了眼睛，回忆着利斯以及她教给我的所有东西。

利斯一直不知道是什么导致了她的癌症：她没有携带BRCA 基因突变，也不携带其他癌症相关的基因突变。她尽最大努力去对抗癌症，还是以失败告终；但是利斯以及千千万万和她一样的患者们，用他们的勇气与镇定，促使我们成为更好的医生，推动医学研究的进步，同时也教会我们去爱，即使那时间会很短暂。这些人鼓舞着我继续努力并一直抱有这个希望——每年癌症患者们都会多一点希望，少一点痛苦。我一直都很怀念她，我不会为了任何事情去交换此生与她相识的机会。

CHAPTER 12

第 12 章
不受欢迎的馈赠

TWISTING FATE

没人在听医生说什么

如果说携带 BRCA 有什么好处的话，那就是可以把 BRCA 当作一个来自上天的不受欢迎的馈赠。如果利斯有女儿的话，我无法预测她得乳腺癌的概率。但是梅根（Meghan）的情况就大不相同了。

几周前，36 岁的梅根陪她 38 岁的姐姐凯特来我这里就诊。凯特的乳腺上有个大肿瘤，她来找我讨论有哪些治疗选择，和很多患者一样，凯特和梅根对家族遗传病史了解得并不多。她们的母亲 57 岁，很健康，她们也不知道家族中还有谁得过癌症。她们与自己的父亲没有来往，只知道他在不到 50 岁的时候就得胃癌去世了。我们通常不会把胃癌和 BRCA1 或 BRCA2 联系起来。她们告诉我，她们的爷爷奶奶都还活着，而且没有得癌症。凯特被诊断为乳腺癌后，她们又深入研究了父亲的家族史，也没有发现有人得过乳腺癌或卵巢癌。

凯特被诊断为乳腺癌时只有 38 岁，因此她被认为是高风险患者，需要做基因检测看看是否携带 BRCA 和 30 多种其他基因突变。那时基因检测已经进化成一项特别简单的唾液测试，她在我的办公室里做了这项检测。我默默希望她携带 BRCA 基因突变或另一种遗传性基因突变，这样就能解释她为什么这么年轻就得了癌症。至少这会让我能够回答梅根肯定会问的问题："那我呢？我的风险有多高？"这很有可能是她和凯特一起来的原因之一。

如果一个人的父亲或母亲的生殖细胞中携带某种遗传性基因突变，那么这个人的每个细胞中都会携带这种基因突变。因为唾液中包含着大量从口腔组织脱落的细胞，所以只需要很少量的唾液（大约一茶匙的量）就能完成这项检测。目前有好几家商业基因检测机构，它们能在 2 ～ 4 周内提供检测结果。不像我做基因检测那会儿，现在大部分保险公司都愿意支付乳腺癌女性患者做基因检测的费用。即使检测费用不能被全部覆盖，也要比以前便宜得多。

因为凯特离我们医院有两个小时的车程，所以她在家附近的一个肿瘤医生那里做的化疗。她的化疗已完成了大部分。那天她们来就诊是想看看治疗效果，并查看 BRCA 检测结果。

我给凯特做检查的时候，发现她乳腺内的大肿瘤几乎摸不到了，腋下淋巴结也消失了。化疗极大地缩小了她的肿瘤。她经历了脱发、恶心等副作用，但她看上去精神很好。化疗效果这么好，这让我更加怀疑她确实携带 BRCA 基因突变。

我把肿瘤缩小的好消息告诉她时，她问道："肿瘤消失了？"

我当时一定是一副喜笑颜开的样子，我激动地冲她点了点头。这么多年里我见过太多这种好现象了，每次看到化疗起作用，我都会由衷地松口气。尽管药物在拯救和延长患者生命方面发挥了很大的作用，我还是希望自己的患者是最后一位接受这种药物治疗的人——希望有一天我们不再需要这种治疗方法，女性患者也不用再忍受化疗带来的副作用。作为研究人员兼医生，我最大的满足就是知道自己的患者在治疗上一直有新进展，知道世界上有很多科学家在孜孜不倦地寻找更好的治疗方法。肿瘤缩小意味着凯特有很高的几率战胜癌症。

凯特还是有些不放心，她仔细观察着我的脸，好像在探寻我笑容背后是否隐藏着担忧。我用肯定的眼神冲她笑了笑。等我检查完，她终于放松了一些。梅根也对这个好结果感到宽慰，但她还是有些担心 BRCA 基因检测结果。

我还没坐下，梅根就问："检测结果出来了吗？怎么样？"

那天一大早遗传咨询师就拿到了凯特的检测结果：BRCA1
阳性。我们已经在遗传性肿瘤委员会上讨论了她的病历。我拿
起电话，邀请此前给凯特问诊过的遗传咨询师朱莉（Julie）和
我们一起讨论检测结果。在大部分医疗中心，做基因检测的遗
传咨询师会在检测前跟患者聊一聊，解释一下检测的意义以及
阳性结果将会对患者产生什么影响。不过不是每个医疗中心都
有足够的遗传咨询师，所以不能保证每位患者在检测前都能跟
遗传咨询师讨论一会儿。上次凯特去做检测时，已经跟朱莉聊
了阳性结果会造成的影响。

朱莉还没到的时候，凯特清了清嗓子，承认她不太记得当
时和朱莉的谈话了。"我知道你也跟我说过这些东西。"她说，
"但是我当时只想着快点开始化疗，没有听进去你说了什么。"

我会意地笑了笑。我永远记得自己第一次去看整形外科医
生时也是什么都没听进去。第一次和斯比塔尼医生见面的时候，
我请他详细地描述一下手术细节。但是当他开始描述用手术刀
在我身上划开一个切口时，我脑海中出现的画面是一把大刀刺
入我的胸口。从那之后，我的大脑好像着火了，他解释的所有
手术细节都被淹没在烟雾中。他解释了不止一遍，可是我心里
还是绕不过那把大刀的坎儿。

很多研究报告表明，患者听到一些忧心事后很难再集中注

意力——压力导致的肾上腺素和皮质醇的升高会影响人的专注力和记忆力。所以我当时既无法专注，也记不住医生说的话。当然，我从来没有跟任何人坦白过自己有多么害怕。

黛比是个有经验的手术护士，她让我写下要问的问题，然后她写下了答案。做后续复查的时候，我都会准备一个笔记本，使用一个惯用伎俩：这些年我已经掌握了一些方法，能在患者伤心、沮丧甚至愤怒的时候控制自己的焦虑和担心。为了不让自己显得不可靠和冷漠，我训练自己保持神情稳定，眼皮放松，缓慢眨眼。可是当我成为病人时，上述方法都不管用了。每个人都能从我脸上读出紧张。回想起来，我应该请医生允许我记录下我们的对话。现在，当患者一遍又一遍问我相同的问题时，我也不像以前那么容易烦躁了。

我意识到自己开小差了，抱歉地对凯特笑了笑，安慰她说："所有人都会出现这种情况的。"然后我又解释了一遍携带BRCA基因突变意味着什么。目前来说，我们不需要立即采取什么措施。凯特需要先完成化疗。我

告诉梅根和凯特，通常情况下，我们认为携带BRCA基因突变的患者化疗效果会更好。我说出了自己的猜测：凯特也许携带基因突变，因为她的化疗效果实在太好了。做完化疗后，她的医生会和她一起决定最适合的手术类型，尤其是决定是否

要对另一侧没有肿瘤的乳房做预防性乳房切除术。

"因为你的肿瘤是 BRCA 基因突变导致的，这说明你家里其他携带这个基因突变的人也会有患癌风险。而你的兄弟姐妹继承这个基因突变的概率有 50％。"

我直接看着梅根说："那么你呢？你也应该去做个检测。"

她们默默地注视着我。几分钟后，梅根说她考虑一下。凯特鼓励她说："去做个检测吧。我不想你跟我有一样的结局！"

我提出既然她们已经在我的办公室了，这个检测也不会花太长时间。但梅根还是有些犹豫。她抱歉地看着我和凯特，说："我知道我应该做这项检测，但是我还没做好准备，或许等生了孩子以后再做吧。我不想整个孕期都在担心中度过。"她又坐下了，看上去很坚定，也更放松了。梅根解释说她已经有两个儿子了，一个 4 岁，一个 6 岁。她和丈夫正准备要第三个孩子，他们想要个女儿。安吉丽娜·朱莉携带基因突变的消息爆出后，她读了一些和基因突变相关的材料。她记得自己看过一种说法，即"女性应该等生完孩子后再做预防性手术"。"而且我真的很想生个女儿！凯特告诉我，你就是生了两个儿子以后又生了个女儿。"她对我说。她的眼神似乎在恳求我的允许。

"啊，"我没想到话题会转到这个方向，"如果是那样的话，情况会有些不同。我们应该谈谈现在给你做检测的事儿。"

希望的裂缝

对于一个想要孩子的女性来说，BRCA 将使她的情况变得复杂。她更需要尽快做检测。如果梅根携带 BRCA1 基因突变，那她有 50％的可能将这个突变遗传给孩子。

看着梅根一脸困惑的表情，我意识到她没跟上我的思路。很明显，她还没有做好准备。但是我们接下来要讨论的事情将会极大地影响她要生女儿的决定。

我试着不让强烈的内疚感影响自己，跟她解释了为什么听到她想要生孩子后自己的反应会如此强烈，和很多携带 BRCA 基因突变的患者一样，我在生孩子之前并不知道自己携带这个突变，为了不把这个突变遗传给我的孩子们，我愿意付出任何代价。我永远都逃离不了这个命运：我的两个儿子和女儿都有50％的可能重蹈我的覆辙。我还不知道哪个孩子可能会携带这个基因突变。我多么希望他们 3 个都没有携带这个突变，但是可能他们3 个都会有。这个几率是固定的，就像一枚硬币的两面，有与没有的可能性都是 50％。

为什么我手头有这么多的资源，却一直没有给孩子们做检测呢？从医学的角度上说，我们强烈反对给孩子们做基因检测。正常来说，小孩携带一个 BRCA 基因突变（或其他种类的突变）

是没有什么影响的。当然有例外的情况。对于某些基因突变，比如视网膜母细胞瘤（Retinoblastoma）基因和 TP53 基因，我们会尽早对患者进行检测。但是 BRCA 基因突变在年轻人身上不会致癌。携带 BRCA 基因突变的女性在 25 岁之前没有做癌症筛查的必要。对于年轻男性来说，就更没那么紧迫了——医学上不建议男性在 40 岁之前接受前列腺癌筛查。所以现在我没有理由给孩子们做基因检测。

然而，我得知自己携带这个基因突变的时候，更容易产生情感上的冲动。我觉得只有确定孩子们都不携带基因突变，我才能安心。一想到小女儿要经历我所经历的全部手术，或者年纪轻轻就死于乳腺癌或卵巢癌，我的内心就无比煎熬。我经常夜不能寐，为自己可能把这个基因突变遗传给了她而感到内疚。

更让我煎熬的是，我很容易就能知道孩子们是否携带这个基因突变。几年以前，我还没被诊断为乳腺癌的时候，就给自己和家人预约了 23andMe 基因检测，因为我想知道我们的祖先溯源信息。我把自己的 DNA 样本寄出去了，但是留下了我女儿的 DNA 样本。那几个月我一直盯着桌上装有她样本的试管，我可以把它寄出去做检测或者在自己的实验室做检测。问题不在于如何做这项检测，在于我该如何应对检测结果。如果结果显示她没有携带这一基因突变，那我终于可以睡个好觉了。如果她的结果呈阳性呢？我将剥夺她无忧无虑长大的权利，或许我可以暂时不告诉她这个秘密呢？我愿意替她背负这个担子，但是我一直坚信患者有为自己的身体健康做决定的权利，不管他们有着什么样的风险或者当时的医学建议是什么，我无法动摇自己的这个想法。我在痛苦的纠结中度过了好几周，一个又一个无眠的夜晚过去了，我越来越不清楚什么才是正确的决定。

我脑中有一个声音说："给她做检测，你不用告诉别人检测结果！"又有另一个声音说："你连小秘密都守不住，甚至总是在她生日前一晚就把礼物给她了！"

最终我决定先等等，不仅是为了她，也是为了我自己。我不可能把这个秘密保守20年，等她到了应该做检测的年纪再告诉她。她会因为我的原因提早做癌症筛查，到那时，她可以自己做决定。

收到自己的检测结果整6个月后，我毁掉了女儿的DNA样本。我一心扑在研究工作上，寻找能替代给携带BRCA基因突变的年轻女性做乳房切除术的方法。

我知道我女儿最终会受益于这种方法，在过去的5年里，就是这种信念激励我努力工作。她12岁生日前一天，在我们开车回家的路上，她主动跟我说想在上大学之前做这个检测，这样她就能注意自己的饮食了。我看着她，她补充说："妈妈，因为你是 40 多岁得的乳腺癌，所以我在 30 岁之前应该都是安全的，我可以从 25 岁开始做癌症筛查。"

我当时惊呆了，不知道该说些什么。"妈妈，咱们家有两个肿瘤医生，我可是很关注你们的。我在 YouTube 上看了你那些讲 BRCA 和癌症筛查的视频。"她那双绿色的眼睛冲我顽皮地眨了眨。我终于不用再对这个马上就要成为青少年的小人儿保守秘密了。

"你觉得我有没有可能已经得了癌症？"梅根担忧的声音打断了我的思绪，"这就是你认为我应该现在就做检测的原因吗？"

不，我很高兴地告诉她说，因为对 BRCA 基因突变或其他遗传性癌症突变的检测并不能检测出早期癌症。在凯特的案例中，基因突变解释了为什么她这么年轻就得了癌症，因为这个基因突变会提高得癌症的风险。在她的一生中，DNA 会遭受各种有害的损伤。这些损伤的发生很随机，会发生在每个人的身上。正常情况下，人体中有大量的蛋白质来修复这种损伤。如果没有修复好会导致基因组不稳定，可能会致癌。BRCA 基因突变携带者并不一定会得癌症。

很多研究都在深入发掘这种人得癌症的几率究竟有多少，以及来自携带者本身和环境的其他致癌因素都有哪些。所有这些因素都能解释为什么一些女性更容易年纪轻轻就得癌症。这是目前医学研究关注的重中之重。我们真的很需要知道这个答案，这样我们才能更好地预测一个 BRCA 基因携带者是否会得癌症，以及什么时候可能得癌症。

如果梅根携带这个基因突变，那么她的 DNA 可能已经遭受了足够多的损伤，提高了她得乳腺癌和卵巢癌的风险。她还有得其他癌症的风险，因为她父亲的胃癌很可能是基因突变导致的。BRCA 基因突变导致胃癌的情况很少，但这种情况还是会发生。一方面，梅根可能会被认定为"真阳性"，有患癌风险，这并不是一个诊断。另一方面，如果梅根不携带这个基因突变，那么她的检测结果将是"真阴性"。她得乳腺癌的几率会和一般的美国女性一样，甚至更低。她将不需要接受常规乳腺磁共振成像和乳腺 X 光等早期筛查，也不需要做预防性乳房切除术。如果我们早点知道凯特携带这个基因突变的话，她就可以做这类预防性手术了。如果我们知道梅根携带这个基因突变的话，她可能不用像她姐姐那样让乳腺癌发展到三期了。

传奇歌手莱昂纳德·科恩（Leonard Cohen）曾在一首歌中把希望比作"万物都有的裂缝"。"真阴性"结果就是那个希望，那个能透进光的裂缝。我们认为凯特的乳腺癌是 BRCA 基因突变导致的，所以那些不携带基因突变的家庭成员就不会有得这种癌症的风险。我女儿，也可能是真阴性结果，这个要等她做检测之后才能知道。这种结果将会是个巨大的礼物，能消除很多人的担心，但是超过 80％的年轻乳腺癌女性患者的致病原因并不清楚，所以她们的家庭成员无法体会到这种安心。比如，利斯的 7 个一级亲属中有 5 个得了乳腺癌，但是她家没有发现明显的基因突变，因此我们无法得知她的家庭成员中还有谁有患癌风险，以及为什么会有这种风险。

在没有癌症突变的家庭中，每个女性的患癌风险都是可变的。因为我们没有预测指标，所以我们不得不对所有的女性亲属进行乳腺癌和其他癌症筛查。对于这种家庭，我们仍然不知道合适的筛查方法是什么，也不会建议她们做乳房切除术或卵巢切除术等预防性手术。

基因突变检测没有最佳时机。很多人讨厌做 BRCA 基因突变的检测，因为他们害怕得到不好的结果。意识到自己"拥有"一个癌症基因可能会无限放大他们对癌症的恐惧，尤其是刚做完检测的那些日子，人们会更觉紧张。人们要花相当一段时间才能意识到 70％得乳腺癌的风险是分散在一生的时间里的——单单知道这个检查结果并不会让风险消失。

我本没有理由强烈建议梅根去做基因检测，我应该让她回去好好考虑这件事。但是当她表示自己想再生个女儿的时候，这一切变得不同。梅根现在还有机会，她可以不把这个基因突变遗传给未出生的孩子，而我和很多人已经没有这个机会了。

打乱大自然的安排是个艰难的决定。我女儿曾经问我："如果你知道我也携带这个基因，你会不会不想要我了？"我当然会要她，我爱她的一切。但是如果可能的话，我也想让她免受携带癌症基因而产生的恐惧和痛苦。我不想让她活在知道自己可能要为此付出许多代价的阴影中，或许在不远的将来，我们会实现这个愿望。

我不知道这对姐妹的宗教信仰和文化背景，于是抓住机会跟她们解释了"希望的裂缝"会是什么情况——为什么一定要在她受孕前知道她是不是"真阴性"。从她们的反应中可以看出，两人都被这个话题震惊到了。

凯特问："你是什么意思？"我看得出来她在慢慢理解我的意思。因为她携带这个基因突变，她可能已经把这个突变遗传给了两个女儿。凯特那双会说话的蓝眼睛随即变得忧郁起来。

"我真希望自己没有提起这个话题。"我轻轻地说，我不想给凯特带来更大的压力。

梅根看了看我，又看了看凯特，她很困惑地说："等等，我还是没明白。"

我深知一个伦理困境即将摆在我们面前。我的内心很纠结，一方面我想放弃这个话题，让一切顺其自然；另一方面，我又想充分利用现代科技去消灭这个基因突变。我知道引导患者做人为干预基因的选择，比同事之间或科学会议上讨论伦理选择要困难得多。

我开始温和地解释，力图用最准确的词语表达自己的意思："梅根，如果你携带这个基因突变，我担心你有 50％的可能把这个基因突变遗传给你未出生的女儿。与此同时，我们现在有办法阻止这种情况的发生。"

"你指的是在我怀孕期间给宝宝做检测吗？"梅根警惕地问。

"不，当然不是。我绝对不会建议在孕期给宝宝做基因突变检测。"我安慰她。

她的肩膀稍微放松了一些，然后扬起了眉毛。"那么你指的是什么呢？"她问道，她还是没明白我在说什么。

"我们可以采集你的卵子，在把胚胎放回你的子宫之前检测胚胎是否携带这个基因突变。这种做法叫植入前遗传学诊断（Preimplantation Genetic Diagnosis，简称 PGD 或 PIGD）。也就是说在完成体外受精（IVF）后，我们会从产生的胚胎中取一些细胞检测里面是否携带这个基因突变。比如说，如果我们获取了 8 个胚胎，那么其中 4 个可能携带这个基因突变，另外 4 个就不携带这个缺陷基因。"

"一旦你决定怀孕，我们会在那 4 个不携带 BRCA 基因突变的胚胎中选择一个植入你的子宫。这项技术已经被使用了几年，用来检测其他的基因突变，在预防遗传性疾病方面很成功。这种做法是很多做体外受精的患者接受的一项常规诊断。在胚胎形成初期做这种诊断，既安全又能保证成功。"

梅根沉默了一会儿，然后又问了我更多有关这种流程的细节。这个流程最大的缺点是费用高，因为体外受精只在某些州能被保险覆盖，而且费用数额取决于很多其他因素。即便保险能覆盖很大一部分费用，患者还是要自费支付几千美元的医药费以及储存卵子或胚胎的费用。考虑到 BRCA 相关的癌症筛查和治疗会享受长期的减费政策，未来更多人受益于这种政策，保险公司可能会更容易支持这类流程。现在很多医院对经济困难的女性患者也会提供一定的支持与帮助。

说到这里，凯特和梅根已经被这次就诊搞得筋疲力尽。我理解她们现在的感受。看到她们一脸疲惫，我决定让她们休息一下。于是我起身说："我觉得今天说得够多了，希望下次再跟你们作进一步的讨论。"

凯特姐妹互相看了眼对方，然后梅根抓住了凯特的手。

"很抱歉我占用了你的就诊时间。"梅根说，凯特给了她一个微笑——那是一种同病相怜的关爱的表情。

　　我抓住门把手，正准备开门出去的时候，梅根果断地说："我想今天就做 BRCA 检测，蒙斯特医生。"我转身确认她是不是认真的。她的眼睛给了我肯定的回答。"我知道这件事将会影响我们的很多决定。我真的想知道！"

　　梅根的检测结果不到 4 周就出来了。她携带 BRCA1 基因突变。经过我们进一步的讨论后，她决定做双侧乳房切除术。她和丈夫也决定不再要孩子了，所以她在同一年预约了卵巢切除术。梅根想在这段困难的日子里支持她的姐姐和外甥女们，但是凯特又担心她在做预防性手术之前就已经得了乳腺癌。

　　在给梅根治疗期间，我和她聊过很多次她的基因检测的事，也跟她分享了一些我自己的经历。她说的一句话让我印象深刻："这不是我想要的答案，但是我需要知道这个答案来帮我做出正确的决定。"

　　那天晚上我离开诊所后，一直在想梅根那么年轻却又不得不做出这么多决定，她心里会是什么感觉。我在很多方面都很幸运，因为我被确诊为乳腺癌时年纪已经比较大了。我大部分的年轻时光都没有感受到癌症的威胁，家里没有年轻时就得癌症的人。

　　即使我发现自己得了癌症，并得知自己携带 BRCA 基因突变，我所有的手术也都是在同一年做的。我不像 20 多岁的女

289

性那样需要等一年才能做预防性手术。很多年轻患者表示她们经常会在半夜醒来，担心在做预防性手术之前已经得了癌症。庆幸的是，我也没有这种经历。梅根后来跟我说她决定做检测是为了未出生的孩子，但是当她知道自己携带基因突变以后，她很轻松地做了决定，让自己的生活继续。

书写未来的家族传说

对于很多家庭来说，什么时候去做检测是个难题。这么多年来我一直担心孩子们会携带基因突变。我儿子过了 18 岁生日后没几天，就决定要做这个检测。

他毫无征兆地跟我说想做基因突变检测。我对他的决定感到惊讶，并再次确认他是否真的想知道。

他把这个问题扔给了我："如果你是我，难道你不想知道吗？"

我看着他，他已经长大了。我对自己说，是的，我肯定想知道。

但是我也知道携带这个基因突变意味着什么，所以在回答他的问题之前，我问他对这个基因突变的了解有多少。

他承认自己了解得不多，但是他知道自己得前列腺癌和胰腺癌的风险比较高，因为他的外祖父得过胰腺癌。

"要是外祖父不知道自己携带 BRCA 基因突变的话，他接受的治疗很可能会不对路，那样他就有大麻烦了。"他解释道，"我可不想让那种情况发生在自己身上。"

我告诉他不管是否携带这个基因突变，在他这个年纪，这个基因突变都不会对他造成任何直接影响。他外祖父得胰腺癌的年纪要比他现在大得多，而且因为携带这个基因突变，他得胰腺癌的风险本来就更高。我儿子距离建议做癌症筛查的年纪还差好多年。但是他想改变自己的饮酒和饮食习惯，显然他也不会抽烟——这些因素都会提高得胰腺癌的几率。饮食习惯和酒精也是导致前列腺癌和男性乳腺癌的风险因素，但是他在未来 30～40 年里都不用担心这些。

我调皮地冲他眨了眨眼，指出如果他让某个女孩子怀孕了，他也有可能把这个基因突变遗传下去。他扬起眉毛，反驳说在他这个年纪让人怀孕的话还会产生一系列其他问题。

"确实！"我回答道，然后迅速跳过这个话题，继续说："如果你想做检测，我很支持你，但我还是要告诉你，你可以再等等！"

我这个 18 岁的儿子不想等。他想现在就知道答案。可是我 52 岁的哥哥却不想知道自己是否携带这个基因突变。但是在他这个年纪应该接受所有 BRCA2 相关的癌症筛查，包括乳腺癌、前列腺癌和胰腺癌。从他 40 岁开始，我们就应该让他通过临床检查和验血检测 PSA 浓度来进行癌症筛查。因为父亲得过胰腺癌，这意味着我们需要早点做磁共振成像或超声内镜（Endoscopic Ultrasounds）来检查胰腺内是否有病变，还要做乳房检查。有些男性（或女性）真的无法想象得知自己携带基因突变的场景，即使他们携带基因突变的几率是 50%。在这种情况下，即使我哥哥不想知道自己是否携带基因突变，医生也会把他当成基因突变携带者，给他做癌症筛查。

对男性的筛查通常很直接：PSA 检测是项简单的验血，而且男性可以单独做一个乳房检查，也可以考虑再做一个乳腺 X 光检查。大家都知道前列腺癌筛查和男性乳腺癌筛查能够拯救那些高风险患者的生命。医学界对是否该给一般人群做 PSA 检测仍有争议，但这种争议不适用于携带 BRCA 基因突变的男性——现在医学界强烈支持给携带 BRCA 基因突变的男性做前列腺癌早期筛查。

我哥哥该怎么做胰腺癌筛查的问题就更复杂了。胰腺癌的筛查要复杂得多而且更有争议，这就引出了一个更为复杂的问题：如果我父亲此前做了大量筛查，那么他的癌症是否可以避免？

给 BRCA 携带者做胰腺癌早期筛查的技术目前还处于起步

阶段。我们还不清楚筛查效果到底如何，因为磁共振成像和超声内镜都能发现局部癌、导管内乳头状黏液性肿瘤（Intraductal Papillary Mucinous Neoplasms）等病变。导管内乳头状黏液性肿瘤是胰腺内的早期病变，相当于乳腺癌中的乳腺导管原位癌或卵巢癌中的浆液性输卵管上皮内癌（STIC），和一般人群相比，这种病变在 BRCA2 携带者身上更为常见。

和乳腺癌、卵巢癌一样，针对何时需要对早期胰腺癌采取的措施，医学界有很多争议——发现导管内乳头状黏液性肿瘤后该怎么办？大家说法不一。应该立即做手术，还是再观察几年？患者可以等多久？很多研究实验室都在研发能鉴别一个人是否患有早期胰腺癌的验血方法。目前来看，等验血结果呈阳性时，肿瘤可能已经长得相当大了。

预防性手术只是特定情况下的选择，而且只有那些家庭成员得了胰腺癌、自己得胰腺癌的风险也更高的人才能做这种手术。即便是那种情况，大部分外科医生还是极不愿意做这种预防性手术。因为各种原因，切除胰腺的手术既复杂又有难度，其中最突出的问题是胰腺正好位于腹部中央，周围被血管、肠子和神经包围。胰腺同时也是一个重要脏器，胰腺以两种方式把食物转换为细胞需要的能量：生成酶来消化脂肪和蛋白质；生成胰岛素和其他酶来调节血糖。大部分被切除胰腺的患者很难控制自己的体重，他们经常会变成糖尿病患者。尽管可以给患者注射胰酶和胰岛素，来弥补胰腺缺失给患者带来的影响，但这些很难完全代替这个精细的脏器。胰腺绝对不是一个可以轻易放弃的器官，除非有充分的证据表明已经出现了早期癌症，否则医生不会轻易给患者切除胰腺。专家们对这类问题进行过激烈的辩论，现在还有待从正在进行的研究中得出更确切的结论。

更加复杂的是，即便是 BRCA 携带者，他们得胰腺癌的风险也不是很高，这对于大部分人来说是一件令人感到安慰的事。可是 BRCA 携带者一生中得胰腺癌的几率是非携带者的 2～3 倍。从另外一个角度看，如果我们对 1000 个 50 岁以上的 BRCA 携带者进行为期 10 年的筛查，会发现有 4 例胰腺癌。但是在有胰腺癌遗传史的家庭中，可能有 10 个甚至更多的胰腺癌病例。相比之下，BRCA2 携带者得前列腺癌的几率大约是一般人的 8 倍。

出于上述原因和其他原因，我当然希望哥哥可以接受检测，然后做筛查。不想做基因检测的并非只有他一人，很多人都不愿意做检测。尽管男性做检测没有最佳年龄一说，但他们最好在生孩子之前做。如果不考虑要孩子的话，男性可以等到 40 岁或者 50 岁的时候再做检测。BRCA 相关肿瘤很少出现在 40

岁以下的人身上：每 10 万名男性中只有不到 10 例。

希望随着人们意识的提高，社会对男性做检测和筛查的态度会有所改善。即使一个来自 BRCA 家庭的男士不想知道自己是否携带基因突变，他也很可能愿意从 40 岁开始做 PSA 检测。他也需要知道，一旦发现乳房组织有肿块应该及时跟医生说。如果知道有多个家庭成员得了胰腺癌，他应该考虑做胰腺癌筛查。现在很多研究都在致力于找出还有哪些因素会影响基因突变携带者的患癌风险。

我应该为我儿子这么积极而感到高兴。不论检测结果如何，他要是想过健康的、不得癌症的生活，就需要一直保持均衡饮食、大量运动以及不吸烟的生活习惯。

女性家庭成员做这个决定就没那么容易了。如果一个得乳腺癌的母亲不想做检测，会让问题复杂化，因为她的女儿将面临很多未知。给女儿做检测，如果结果是阳性，就要为癌症的预防和治疗提供方向。如果检测结果是阴性，也并不会让她安心。只有确定她母亲携带这个基因，她才会是"真阴性"。很多时候，母亲可能年纪轻轻就死于乳腺癌，已经不可能做检测了。这种情况下，我们会尽可能多地检测她的兄弟姐妹来判断家族中是否有这个基因。

BRCA 基因突变是否在携带者年轻时显现产生的影响更为深远。BRCA 女性携带者患癌的可能性要高于男性携带者，而且女性患癌的年纪要小得多。BRCA 基因突变导致的乳腺癌和卵巢癌的确会发生在很年轻女性的身上，有些人被诊断为癌症时还是大学生。我最年轻的携带 BRCA2 基因突变的患者首次被诊断为乳腺癌时才 21 岁。对于大部分大学生来说，她们可能不会想到乳腺癌会发生在自己身上。不幸的是，很多 20 多岁得乳腺癌的年轻女孩经常被误诊，因为没人料到她们会得这种病。这样会延误对她们病情的诊断及检查，使得治疗变得更困难，甚至让这种在早期就可以阻止的病演变为晚期癌症。

那些知道自己携带 BRCA 基因突变的女性通常对自己的健康状况很警惕。她们不会忽视身体的任何肿块或变化。所以我们能在肿瘤还很小的时候就发现它们。很多肿瘤是在两次筛查之间出现的，我上周就看过这样一位 33 岁的女性患者。她知道自己携带 BRCA1 基因突变，某天她洗澡的时候摸到了肿块然后直接就去了医院。她看了一个乳腺外科医生，然后在几天之内接连做了乳房活检和乳腺磁共振成像。

检查结果表明那是个恶性肿瘤，幸好发现及时，目前还是一期癌症。4 个月前，她还完全没事，乳腺磁共振成像显示正常。肿块突然出现时，她虽然觉得震惊，但是没那么意外，而且她知道该怎么做。很多时候，我们会遇到这类年轻女性患者：她们摸到了肿块，但是不知道该怎么办。等她们找到医生、得出诊断通常会花一段时间。幸运的是，不是每个肿块都是肿瘤。

患者一旦知道自己携带基因突变，还可以采取其他的预防措施。现在已经证实基因突变携带者服用口服避孕药能预防卵巢癌。尽管这样会稍微增加乳腺癌的风险，但它带给卵巢的好处要胜过增加的乳腺癌风险。我们会让女性携带者从 25 岁开始至少每年做一次乳腺磁共振成像，然后再做一个乳腺 X 光检查。BRCA1 携带者得卵巢癌的风险从 40 岁以后开始增加，而BRCA2 携带者开始的年龄会晚些。

至于何时切除卵巢，需要考虑很多因素：有没有其他家庭成员得卵巢癌？家庭成员被诊断为癌症时最小的年龄是多少？这个人生孩子了吗？需要采集并储存胚胎和卵子吗？患者得其他病的风险有多高？切除卵巢会不会有损骨骼健康？因为切除卵巢会对年轻女性的整体健康产生负面影响，让她们 30 岁出头就提前进入更年期，因此我们更想等她们快 40 岁时再做切除手术。很多卵巢癌是从输卵管末端开始的，所以越来越多的医生会选择先切除 BRCA 携带者的输卵管，把手术绝经的日子延后一段时间。

我有位 28 岁的一期乳腺癌患者，她母亲 50 岁出头就死于卵巢癌，这让她担心自己也有得卵巢癌的风险。她母亲在33岁的时候就得了乳腺癌。对于这位患者而言，切除输卵管是个中间选择。得了乳腺癌后，无法继续口服避孕药。乳腺癌的治疗目标是降低雌激素和孕酮水平，而口服避孕药的效果相反。携带基因突变对患者来说一点都不容易，但是它能让年轻女性患者掌控并有望推动自己的治疗。

多年来，基因突变检测一直是一个障碍，但是我的孩子们在成长过程中会比我们这代人更了解自己的基因组成。基因检测正迅速变得随处可做且足够便宜。美国食品药品监督管理局最近批准23andMe成为首项直接面向消费者的批量基因测试，任何有信用卡的人都可以购买这项服务。在这项检测中，一旦发现有BRCA1和BRCA2基因突变，检测机构就会告知受测者。但是目前对BRCA的检测只包括那些在阿什肯纳兹犹太人家族中发现的基因突变，而且23andMe检测中不包括我携带的BRCA基因突变。直到最近，在线检测才把遗传咨询纳入检测服务包，通常会要求填上医生（作为咨询师）的名字。

基因检测的技术挑战和费用问题早就得到了解决，但是了解自己的基因构成会对人们产生一定影响，这方面还面临着很多挑战。知道自己携带基因突变可能会让人们对自己的命运有一点了解，我们还无法确切地知道基因突变对个人来说意味着什么，以及它如何影响人们得癌症或其他疾病的风险。

随着我们在这一领域研究得越来越深，这些问题及其他一些未知问题都开始浮出水面。如果一个基因突变和癌症有关联，就意味着这是个致病的突变，它会使细胞更易于发生癌变——但是我们不知道这种变化如何发生、何时发生，以及以何种形式发生。大部分基因突变都是加上后天的环境因素后才会致癌。我们知道饮食中如果红肉太多就会增加得结肠癌的风险，久坐则会增加女性得乳腺癌的风险。长期的组合激素治疗和饮酒都会增加患癌风险。

我们对人体免疫系统了解太少。也不知道在这个全球接种疫苗的时代，传染病的控制会如何影响癌症的发展。正如有会致癌的基因一样，也可能会有相反作用的抗癌基因。

现在基因检测越来越普遍，所有这些因素都要被考虑进去。如果没有充足的医学理由和遗传咨询师的指导，那些一时冲动在网上订购了基因检测服务或者从朋友那里拿到检测试剂盒的人们，可能会遇到很多他们之前并没有想过的问题。

我理解我的儿子迫切想要知道自己身体状况的心情，但是对所有这些信息的了解过程都应该在专家的指导下进行。任何人都不应该在收到检测结果的时候依然处于迷茫无知的状态。

我家人的故事说明了解这项基因突变能为我们带来很多的

好处。正因为我们知道家族中的基因突变，我父亲才能多活这么多年，我也避免了得晚期乳腺癌和卵巢癌的命运，并有望为其他可能会发生的癌症做准备。最重要的是，了解这项基因突变意味着给所有受影响的家庭成员带来希望，让他们知道有那么多人在关心他们。在这方面我们已具备了很多知识，同时有大量的相关研究正在进行。

研究正在从各个角度展开。我们对癌症已经有了更好的治疗方法，对基因突变携带者有了更成熟的癌症早期检测，还可以通过基因选择和基因编辑技术来阻止将基因突变遗传给下一代。现在基因检测费用没那么高了，几乎每个人都承担得起。与此同时，我们研发出好几种新的治疗方法，可以对 BRCA 相关的癌症进行特殊治疗。在未来几年，我们很有可能会找到更好的早期癌症检测技术以及阻止癌症发展的可耐受疗法，而切除身体部位的需要有望变得越来越少。至于实现生殖细胞和肿瘤细胞基因编辑的技术上可行和情感上被接受可能还要多等几年。

我希望到我孙辈人那一代，我的故事将会成为一个有意思的家族传说。希望那时我的癌症不再是个医学难题。

后　记
谁知道接下来会发生什么？

　　我的朋友们坚持认为我不需要再次采取预防性措施以避免自己死于癌症。不是因为我已经采取了教科书上建议的所有措施，而是因为与癌症相比，我的生活方式带来了更多危险。2018 年 3 月，我被确诊为乳腺癌 6 周年的时候，我在加拿大进行了为期 5 天的直升机滑雪。我做好了各种准备，带上了雪崩信号器和搜救器，并抱着一种谨慎的心态。我没有意识到的是，大自然并不像我想象的那样，和伙伴们在茂密的树林中滑雪特别刺激，但是在这次滑行中，正当我酣畅淋漓地快速滑行时，一个同伴突然滑入我的雪道，我不得不迅速减速给他让路。在树林中的雪上减速是件很危险的事，还没等我把速度提到可以在两树之间的狭窄缝隙中穿行，我的滑雪板就陷入一个树枝外围形成的积雪堆里。我失去了平衡，脚下的雪坍塌了。慢慢地,我一头栽进一个低垂树枝周围的隐蔽区域,深20英尺——也就是令人恐惧的树井。

好在我的滑雪板卡在了树枝上,没有继续掉入底部,我只在树井中下跌了5~6英尺。我的双腿被卡住了,左胳膊也被埋在雪里,动弹不得。幸运的是,我的右胳膊还能活动。

此前我读过很多安全手册,看过一些指导视频,也和登山向导讨论过突发事件中的救援场景,所以我是有准备的。"不要慌,不要扭动,不能再往下掉了!保护好呼吸空间!发求救信号!要对自己充满希望!"我对自己说。

当我脑袋朝下挂在那里,还吸了一嘴的雪时,我无法让自己不惊慌。我无助地扭动着,想自己爬出去。经过几分钟的挣扎后,我恢复了理智。我知道不管自己有多恐惧,我肯定能顺利解决这件事。

在与癌症抗争期间,我学到了一件事——我们总能寻求到外界的帮助。我放慢呼吸,让自己的大脑保持清醒,然后拍掉周围的雪,找到一个气穴来呼吸。一旦我恢复了在帮助身处危机的他人时的那份冷静后,我去摸夹在滑雪服上的搜救器,发射了求救信号。就在我觉得特别冷,呼吸也变得困难的时候,同伴们找到了我。

我总是担心自己会再次得癌症,我不想死。我热爱生活、热爱挑战的那份热情不会消失。我的故事始于发生概率极低的雪崩被困事件。那时我还很年轻，担心自己活不下来，担心没有人会发现我，担心自己会在雪地里孤独地死去。

但是我的故事发生了转机，成了一个关于活着而非死亡的故事，尽管其中有恐惧，有癌症。那些挥之不去的恐惧通常是我们觉得自己无法面对的事情，其实我们最终还是有勇气和力量去面对那些。我很荣幸自己能在工作中陪伴那么多了不起的患者。我见证过他们的欢乐、爱与绝望，而最难忘的时刻，是我们意识到无论现实有多残忍，我们都能面对逆境、打败恐惧，继续活下去。

在很长一段时间里，我都害怕自己再次得癌症，我会在夜里无法入睡，会在身体某个地方出现痛感的时候再次被得癌症的恐惧击溃。现在我不再害怕，我已经做好了准备。同时，我感激自己拥有的一切，感激所有那些能让我学到东西的时刻，感激自己做科学研究的能力，感激能和那些了不起的人们在一起的机会——甚至是在困难时期能握住他们双手的机会。

谁知道接下来还会发生什么呢？

帕梅拉·蒙斯特

2018 年 5 月

致 谢

))))

我讲述这个故事，是希望越来越多的人不需要再经历与我奶奶、我父亲以及我自己类似的命运。我希望有更多的人能够提高这方面的意识，能早点对自己的病情进行干预，不要再让我们的伴侣、朋友、儿女、兄弟姐妹和父母死于癌症或经历严重的手术。我希望将来没有人会像我父亲和许多其他人那样，成为毁灭性疾病的、不知情的受害者，或是因为被忽视的遗传性癌症而受苦。

太多亲爱的朋友、同事和患者塑造了作为女性、临床科学家以及患者的我对生命的看法，那些人的名单可能比这本书都要长。其中一部分人我在书中提到了，每一天我都因为认识这些人而感到温暖：那些朋友和同事用他们温和的笑容、鼓励的拥抱和深深的自信帮我渡过了难关。

我的同事们是一群最有创造力、最投入的医疗保健专家、科学家和医生，他们孜孜不倦地工作，尽管他们的努力经常不被人们重视，但是如果没有他们的付出，我所感激的那些让自己受益的医疗进步将不复存在。语言无法完全地表达出患者对医护人员的感情，那是一种深深的又注定遥远的感情。

感谢那么多在我康复的过程中照顾我的医务人员和同事，感谢那么多给我提供建议的专家，感谢那么多在我最需要的时候给我肩膀让我哭泣的人。在我接受治疗期间，有次在飞机上我坐在靠窗的位置不停地流泪，还有一次我在飞机上写这本书，重温那些回忆时又忍不住流泪了，每次空乘人员看到后都小心地给我送来一块点心，正因为有你们的关心，我才能在着陆时又恢复了坚强与平静。

我的研究团队一直有着坚定的耐心，保证我们的研究工作持续进行，每当我需要休息片刻，临床研究协调员们、护士们还有护理医师们都会帮我顶一下，如果没有他们，我不可能熬过治疗的那一年，同时还能继续为病人看病。

我想对本书提及的和没提及的所有的患者和他们的家人致以深深的感谢，感谢他们相信我，感谢他们给我机会让我参与他们的治疗，和他们在一起的时光让我的人生更加丰盈。为了尊重患者的隐私，我在书中对部分人的名字做了更改，对部分故事的细节也做了些更改。

我深深地感谢我的好朋友琳达·赫德森·皮瑞格（Linda Hudson Perigo），是她在一次谈话中鼓励我把这个故事写出来，然后她用她的专业技能为我提供指导，让我爱上了写作。电话那头的她总能保持随叫随到，她指导我搭建了这本书的整体结构，而且多次与我长谈，帮我修改，最终促成了这本书的完成。感谢我的经纪人阿尔·朱克曼（Al Zuckerman）一直支持和相信我。我还要真挚地感谢我的编辑珍妮弗·克迪拉（Jennifer Kurdyla），她为我提供了温和又耐心的指导，她以很高的专业水准塑造了我的语言，使其更加饱满。

我还要深深地感谢我的好友埃米莉·贝格斯兰（Emily Bergsland），她在我生病和写书期间陪我一起在森林中跑步，在我治疗期间为我提供指导，她会和我一起分享我的恐惧和希望，也会在跑步时听我倾诉我在写作方面的想法。

感谢这本书的早期读者们，他们针对这本书的目的和细节提出了一些相当有挑战性的问题，而这些问题同样为我提供了指导：他们出于爱和善意对我提出了很高的要求，有友如斯，夫复何求。

我对我的父亲诺伯特（Norbert）致以深深的感谢，他在面对最难治的一种病时表现出了莫大的勇气与镇定，在我生病期间做我的坚强后盾，为我提供指导，还给予了我足够的信任让我指导他完成癌症的治疗。感谢亲爱的玛丽埃塔，她一直坚定不移地在父亲和我身边支持我们。

GRAND CHINA

中　资　海　派　图　书

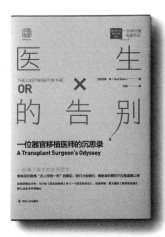

[美]巴德·肖　著　付　稳　译

定价：59.80 元

国际教父级器官移植医师
30 年行医生涯手记

阐述作者对人类脆弱性的清醒认识，以及科学为了弥补这种脆弱而实现的进步，将深深吸引有抱负的医生以及那些担心高风险手术的病人；

揭秘手术真相和医生的内心世界：手术室犹如战场，医生要随时应付手术中动不动就"血流成河"的场面。数十小时的缝合、止血、填塞和等待会使医生悲观无望，有时甚至闪过谋杀病患的念头；

探讨医学的终极意义：唯有深切敬畏"此人终将一死"的事实，我们才会明白，病患有时要的不过是温柔以待。

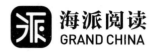 × READING YOUR LIFE

人与知识的美好链接

近20年来，中资海派陪伴数百万读者在阅读中收获更好的事业、更多的财富、更美满的生活和更和谐的人际关系，拓展他们的视界，见证他们的成长和进步。

现在，我们可以通过电子书、有声书、视频解读和线上线下读书会等更多方式，给你提供更周到的阅读服务。

火 微信搜一搜

🔍 海派阅读

关注**海派阅读**，随时了解更多更全的图书及活动资讯，获取更多优惠惊喜。还可以把你的阅读需求和建议告诉我们，认识更多志同道合的书友。让海派君陪你，在阅读中一起成长。

也可以通过以下方式与我们取得联系：

📖 采购热线：18926056206 / 18926056062 　　📞 服务热线：0755-25970306

📧 投稿请至：szmiss@126.com 　　　　　　　◎ 新浪微博：中资海派图书

更 多 精 彩 请 访 问 中 资 海 派 官 网 　　（ www.hpbook.com.cn ⟩ ）